临床药学与实践应用

主编 薛玲喜 等

吉林科学技术出版社

图书在版编目（CIP）数据

临床药学与实践应用 / 薛玲喜等主编. -- 长春 ：吉林科学技术出版社，2023.3
ISBN 978-7-5744-0149-5

Ⅰ. ①临… Ⅱ. ①薛… Ⅲ. ①临床药学 Ⅳ. ①R97

中国国家版本馆 CIP 数据核字(2023)第 055021 号

临床药学与实践应用

主　　编　薛玲喜 等
出 版 人　宛　霞
责任编辑　练闽琼
幅面尺寸　185 mm×260mm
开　　本　16
字　　数　294 千字
印　　张　13
版　　次　2024 年 7 月第 1 版
印　　次　2024 年 7 月第 1 次印刷

出　　版　吉林科学技术出版社
发　　行　吉林科学技术出版社
地　　址　长春市净月区福祉大路 5788 号
邮　　编　130118
发行部电话/传真　0431-81629529　81629530　81629531
81629532　81629533　81629534
储运部电话　0431-86059116
编辑部电话　0431-81629518
印　　刷　北京四海锦诚印刷技术有限公司

书　　号　ISBN 978-7-5744-0149-5
定　　价　168.00 元

前　言

临床药学指从医院药学中分离出来的科学分支，是以病人为对象，以提高临床用药质量为目的，以药物与机体相互作用为核心，研究和实践药物临床合理应用方法的综合性应用技术学科。临床药学的核心是临床药师制建设，药师参与临床用药，促进合理用药。随着社会的不断发展，临床药学在实际运用过程中，存在较多的问题，只有将药学相关内容真正用于实践，才能让药学诊断工作更为规范化，从而保证临床药学的稳步发展。

本书重点介绍了药物学、临床药理学基础等基础知识；并详细阐述了临床常用药物的剂型规格、作用用途、临床应用、不良反应及临床药物治疗的风险与防范，对中药炮制的理论、影响与疗效做了简要的介绍，以临床常用的西药为主。同时也分析了医院药品调配的相关工作制度与实施。理论篇内容力求科学、严谨并紧扣实践，为实践篇服务，内容为临床药学工作需要的、能充分反映临床药学新进展的基本理论知识，做到了重点突出、实用性强，同时适当兼顾了理论的系统性和完整性，因此，特别适合临床药学及各临床科室医学工作者参考和阅读。

为了提高医药工作人员临床用药水平，进一步满足医院工作者的实际临床需求，保证患者用药安全有效。希望本书的出版，能受到广大读者的欢迎，为促进我国药学类专业教育教学改革和工作人员的培养做出积极贡献，希望广大读者阅读并提出宝贵意见，以便修订完善，共同打造精品书籍。

前　言

目　录

第一章　药物学的概述

第一节　药物学总论

药物学是一门综合性学科。它包含药学许多方面的内容，并且与一些专门学科如药物治疗学、药理学、药剂学、药物化学等在内容上有一定程度的交叉，因此，它涉及的领域具有相当的广度，但深度往往不如各有关专门学科。尽管如此，药物学仍是一门实用性很强的学科，也在与时俱进和不断提高。虽然现在各级医药院校一般都没有开设药物学课程，但药物学类的书籍却大量出版，而且经久不衰，这表明作为信息，药物学仍具有强大的生命力，拥有广大的医药专业读者，在获取基本医药知识、提高医疗和用药水平上发挥着不容忽视的作用，其所以能如此，是由于它的内容实用性强，能指导医疗、药学等方面的实际工作，满足了广大医药人员学习、参考的需要。

一、我国药物学

药物学是一门古老的学科，在西方是如此，在我国也是如此。我华夏之邦素称文明古国，向来以历史悠久、文化发达著称于世。我国医药起源很早，古代典籍有“伏羲氏尝味百草”“神农尝百草”之说，虽然伏羲、神农是否实有其人尚待确定，但肯定有人将前人的发现、经验进行归纳、总结和提高。这也表明我国早在原始社会，人们通过长期的生产、生活实践，已逐渐认识了某些植物、动物、矿物药的治疗作用。

二、药物的来源及植物药的成分

（一）药物的来源

药物来源有二：一是自然界；二是人工制备（包括仿生药）。来自自然界的药物为天然药物，包括中药及一部分西药；来自人工制备的药物为化学药物，包括大部分西药。

植物性天然药物（植物药）在天然药物（包括中药）中占较大比例，它的化学成分一直受到人们的重视。经过近百年来的研究，其成分现已大体为人们所了解。

（二）较重要的植物药化学成分

1. 生物碱（赝碱）

是一类含氮的碱性有机物质，大多数是无色或白色的结晶性粉末或细小结晶，味苦，少数是液体（如槟榔碱）或有颜色（如小檗碱）。在水中多数难溶，比较易溶于有机溶剂如醚、氯仿、醇等（但与酸化合成盐后，易溶于水，能溶或稍溶于醇，而难溶于醚、氯仿等）。这类成分一般都具有相当强烈的生理作用。重要的生物碱，如吗啡、可待因（含于阿片）、奎宁（含于金鸡纳皮）、咖啡因（含于茶叶、咖啡豆）、阿托品（含于颠茄等）、东莨菪碱（含于洋金花）、士的宁（含于番木鳖）、依来丁（含于吐根）、麻黄碱（含于麻黄）、可卡因（含于古柯叶）、毒扁豆碱（含于毒扁豆）、毛果芸香碱（含于毛果芸香）、麦角新碱、麦角胺（含于麦角）、小檗碱（含于黄连、黄檗、三颗针等）、四氢帕马丁（含于元胡）、粉防己碱（含于粉防己）等。

2. 多聚糖（简称多糖）

是由 10 个以上的单糖基通过苷键连接而成的，一般多聚糖常由几百甚至几千个单糖组成。许多中草药中含有的多糖具有免疫促进作用，如黄芪多糖。从香菇分离出的香菇多糖具有明显的抑制实验动物肿瘤生长的作用。鹿茸多糖则可抗溃疡。

3. 苷（糖杂体）

是糖或糖的衍生物与另一称为苷元（甙元或配基）的非糖物质，通过糖端的碳原子连接而成的化合物。苷的共性在糖的部分，而苷元部分几乎包罗各种类型的天然成分，故其性质各异。苷大多数是无色无臭的结晶或粉末，味苦或无味；多能溶于水与稀醇，亦能溶于其他溶剂；遇湿气及酶或酸、碱时即能被分解，生成苷元和糖。苷类可根据苷键原子不同而分为氧苷、硫苷、氮苷和碳苷，其中氧苷为最常见。氧苷以苷元不同，又可分为醇苷、酚苷、氰苷、酯苷、吲哚苷等，现简述如下。

（1）醇苷

如具有适应原样作用的红景天苷和具有解痉止痛作用的獐牙菜苦苷均属醇苷。醇苷苷元中不少属于萜类和甾醇类化合物，其中强心苷和皂苷是重要的类型。含有强心苷的药物有洋地黄、羊角拗、夹竹桃、铃兰等。皂苷是一类比较复杂的苷类化合物，广泛存在于植物界，它大多可以溶于水，振摇后可生成胶体溶液，并具有持久性、似肥皂溶液的泡沫。皂苷是由皂苷元和糖、糖醛酸或其他有机酸所组成。按照皂苷被水解后所生成的苷元的结构，皂苷可分为两大类：甾体皂苷和三萜皂苷。薯蓣科薯蓣属的许多植物所含的薯蓣皂苷元属于甾体皂苷；三萜皂苷在自然界的分布也很广泛，种类很多，如桔梗、人参、三七、甘草、远志、柴胡等均含有三萜皂苷。

（2）酚苷

黄酮、蒽醌类化合物通过酚羟基而形成黄酮苷、蒽醌苷。如芦丁、橙皮苷均属黄酮苷，分解后可产生具有药理活性的黄酮；大黄、芦荟、白番泻叶等含有蒽醌苷，分解后产生的蒽醌具有导泻作用。

（3）氰苷

氰苷易水解而产生羟腈，后者很不稳定，可迅速分解为醛和氢氰酸。如苦杏仁苷属于芳香族氰苷，分解所释出的少量氢氰酸具有镇咳作用。

（4）酯苷

如土槿皮中的抗真菌成分属酯苷。

（5）吲哚苷

如中药所含的靛苷是一种吲哚苷，其苷元吲哚醇氧化成靛蓝，具有抗病毒作用。

4. 黄酮

为广泛存在于植物界中的一类黄色素，大都与糖类结合为苷状结构存在。多具有降血脂、扩张冠脉、止血、镇咳、祛痰、减低血管脆性等作用。银杏、毛冬青、黄芩、陈皮、枳实、紫菀、满山红、紫花杜鹃、小叶枇杷、芫花、槐米、蒲黄等都含有此成分。

5. 内酯和香豆素（精）

内酯属含氧的杂环化合物。香豆素系邻羟基桂皮酸的内酯，为内酯中的一大类，单独存在或与糖结合成苷，可有镇咳、祛痰、平喘、抑菌、扩张冠脉、抗辐射等作用，含存于秦皮、矮地茶、补骨脂、蛇床子、白芷、前胡等。其他内酯含存于穿心莲、白头翁、当归、银杏叶等，具有各自的特殊作用。

6. 甾醇

常与油脂类共存于种子和花粉粒中，也可能与糖结合成苷。β－谷甾醇（黄檗、黄芩、人参、附子、天门冬、铁包金等含有）、豆甾醇（柴胡、汉防己、人参、款冬、黄檗等含有）、麦角甾醇（麦角、灵芝、猪苓等含有）及胆甾醇（即胆固醇，含于牛黄、蟾酥等）都属本类成分。

7. 木脂素

多存在于植物的木部和树脂中，因此而得名。多数为游离状态，也有一些木脂素结合成苷。五味子、细辛、红花、连翘、牛蒡子含此成分。

8. 萜类

为具有（C_5H_8）$_n$通式的化合物以及其含氧与饱和程度不等的衍生物。中草药的一些挥发油、树脂、苦味素、色素等成分，大多属于萜类或含有萜类成分。

9. 挥发油（精油）

挥发油是一类混合物，其中常含数种乃至十数种化合物，主要成分是萜类及其含氧衍生物，具有挥发性，大多是无色或微黄色透明液体，具有特殊的香味，多比水轻，在水内稍溶或不溶，能溶于醇、醚等。其主要用途是调味、祛风、防腐、镇痛、通经、祛痰、镇咳、平喘等。含挥发油的中药很多，如陈皮、丁香、薄荷、茴香、八角茴香、桂皮、豆蔻、姜、艾叶、细辛、白芷、当归、川芎、芸香草等。

10. 树脂

均为混合物，主要的组成成分是二萜和三萜类衍生物，有的还包括木脂素类。多由挥发油经化学变化后生成，不溶于水，能溶于醇及醚。如松香就是一种树脂。树脂溶解于挥发油，即为“油树脂”。油树脂内如含有芳香酸（如苯甲酸、桂皮酸等），则称为“香胶”或“树香”，也称作“香树脂”。

11. 树胶

是由树干渗出的一种固胶体，为糖类的衍生物。能溶于水，但不溶于醇，如阿拉伯胶、西黄芪胶等。

12. 鞣质

又名“单宁”。中药中含此成分较多的是五倍子、茶、大黄、石榴皮，其他树皮、叶、果实也常含有。鞣质多具收敛的功效，遇三氯化铁变黑色，遇蛋白质、胶质、生物碱等能起沉淀，氧化后变为赤色或褐色。常见的五倍子鞣质亦称鞣酸，用酸水解时，分解出糖与五倍子酸，因此也可看作是苷。临床上用于止血和解毒。

13. 有机酸

本成分广泛存在于植物中，未熟的果实内尤多，往往和钙、钾等结合成盐，常见的有枸橼酸、苹果酸、蚁酸、乳酸、琥珀酸、酒石酸、草酸、罂粟酸等。

第二节　合理使用药物

合理使用药物一直是全世界都关注的问题，药物的不合理使用（严格地说不应称为药物滥用）不但是惊人的药物资源的浪费，而且更为关键的是还会引发因药物不良反应而带来的严重危害。

为此，世界卫生组织建议将合理使用药物作为国家药物政策的组成部分之一，并且科学地、较全面地提出合理使用药物的定义：患者能得到适合于他们的临床需要和符合他们个体需要的药品以及正确的用药方法（剂量、给药间隔时间和疗程）；这些药物必须质量可靠、可获得，而且可负担得起，对患者和社会的费用最低。

因此，合理使用药物不仅需要以药理学的基本理论指导患者选择最佳的药品及其制剂以及制订和调整适当的治疗方案，还需要遵守国家的有关规定（例如，国家基本药物目录、国家处方集、标准治疗指南和临床路径等）。

一、选择最佳药物及其制剂

（一）对症治疗、对因治疗及其结合

选择药物时，除了应该针对患者疾病的病理生理学选用药物对症治疗、对因治疗或二者结合起来考虑外（如对于过敏性休克宜采用具有收缩血管作用和舒张支气管作用的肾上腺素抢救，而对由于微循环障碍引起的感染中毒性休克，除解除休克状态外，还应选用相应的抗菌药进行对因治疗），还应该考虑患者所属特殊人群（如老人、妊娠期妇女等）或其机体功能（如肝、肾等）状态。

（二）避免不良反应

选择药物时还应考虑药物的不良反应或禁忌证。例如，对哮喘患者应用药物时宜选用对β受体有选择作用的异丙肾上腺素，而不宜选用既作用于支气管上的β受体又作用于血管上的α受体（可使血管收缩）的肾上腺素，尤其是对伴有高血压的哮喘患者更不宜选用，但由于异丙肾上腺素对支气管上的β_2受体和心脏上的β_1受体无选择性，最好应用对β_2受体具有选择作用的沙丁胺醇，这样可以避免心率加快和心悸等不良反应。又如对心律失常患者可选用普萘洛尔，但由于它对β_1及β_2受体的拮抗无选择性，如用于伴有哮喘的心律失常患者时，则可因发生支气管痉挛而死亡。

（三）联合用药

应尽量利用有利的药物相互作用，避免有害的药物相互作用。

（四）制剂

同一药物的不同制剂在给药途径、吸收速度、药物稳定性等方面各有特点，在选用时须根据疾病的情况和需要进行考虑和选择，如在止喘时可选用氨茶碱片剂或注射液、异丙肾上腺素注射液或喷雾剂。

药物的制剂可因其制造工艺不同而影响其生物利用度，片剂的崩解度、溶解度等，也是重要的因素，它们均可影响疗效。

二、制订或调整最佳治疗方案

在选择了最合适的药物之后，就要根据药物代谢动力学的特点以及患者的机体情况制订给药方案，它包括给药剂量、给药途径、给药间隔时间及疗程等，有时还须根据药物代谢动力学参数来制订。在用药过程中须根据患者的情况进行调整。

（一）药物的剂量

药物的剂量是指用药量。剂量不同，机体对药物的反应程度，即药物的效应也不一样。如果剂量过小，就不会产生任何效应。将剂量加大至药物效应开始出现时，这一剂量称为阈剂量或最小有效量。比最小有效量大，并对机体产生明显效应，但不引起毒性反应的剂量，称为有效量或治疗量。引起毒性反应的剂量，称为中毒量。引起毒性反应的最小剂量称为最小中毒量。比中毒量大、能引起死亡的剂量称为致死量。

药物的治疗量或常用量，在国家有关文件中都有明确规定（如药品说明书等）。极量虽比治疗量大，但比最小中毒量要小。因此，极量对于大多数人并不引起毒性反应，但由于个体差异或对药物的敏感性不同，对个别患者也有引起毒性反应的可能。因此，除非在必要情况下，一般不采用极量，更不应该超过极量。

60 岁以上的老人，一般可用成人剂量的 3/4。小儿用药剂量比成人小，一般可根据年龄按成人剂量折算；对毒性较大的药物，应按体重计算，有的按体表面积计算。

（二）给药途径

给药途径不同，可因其吸收、分布、代谢、排泄的不同而使药物的效应强弱不同，甚至可改变效应的质，如硫酸镁，肌内注射可产生中枢抑制，而口服则导泻。临床上主要依据病情和药物的特点决定给药途径。各种给药途径的特点如下。

1. 口服

药物口服后，可经过胃肠吸收而作用于全身或留在胃肠道行效于胃肠局部。

口服是最安全方便的用药法，也是最常用的方法，但遇有下列情形时不便采用：患者昏迷不醒或不能咽下；因胃肠有病，不能吸收；由于药物的本身性质不容易在胃肠中吸收或能被胃肠的酸性、碱性所破坏（如青霉素、胰岛素等）；口服不能达到药物的某种作用（如硫酸镁口服，只能引起泻下，如需要止痉、镇静必须注射）。在这些情况下，都须采用其他用药方法。对胃有刺激或容易被胃酸所破坏的药品，如必须采用口服，应加以特殊处理，一般是把药品制成肠溶片（如胰酶），或盛在肠用胶囊内，或制成一种不溶于胃酸而到碱性肠液内能溶的化合物（如把鞣酸制成鞣酸蛋白），入肠后发生作用。

2. 注射

注射也是一种重要的给药途径。注射方法主要有皮下、肌内、静脉、鞘内等数种。皮下注射，即将药液注射在皮下结缔组织内，只适用于少量药液（一般为1～2mL），同时可能引起一定程度的疼痛及刺激，故应用受到一定限制。肌内注射系将药液注射于肌肉内（多在臀部肌肉），由于肌肉的血管丰富，药物吸收较皮下快，疼痛程度亦较皮下注射轻。注射量一般为1～2mL，但可用至10mL。油剂及混悬剂均应采用肌内注射为宜，刺激性药物亦宜用肌内注射，因肌肉对疼痛刺激敏感性小。至于静脉注射，一次注射量可较大，且奏效迅速，常用于某些急救情况。但危险性也较大，有可能引起剧烈反应甚至形成血栓，而且药液如漏出静脉血管之外，常可引起肿痛，因此须加注意。静脉注射液一般要求澄明，无浑浊、沉淀，无异物及致热源；凡混悬溶液、油溶液及不能与血液混合的其他溶液，能引起溶血或凝血的物质，均不可采用静脉注射。某些有刺激性的药物溶液以及高渗溶液，因血液可使之稀释，不大可能引起刺激反应，则可用静脉注射。药液量如果更大，可采用输液法，使药液缓缓流入静脉内或皮下组织内。如果静脉输入很缓慢，可以用滴数计数时，就为静脉滴注或静脉点滴。在药物不能进入脊髓液或不能很快达到所需浓度时，可采用鞘内注射，其法为：注射前先抽出适量的脊髓液，然后将药液徐徐注入蛛网膜下隙的脊髓液中。药物过敏试验时则做皮内注射。

3. 局部用药

目的主要是引起局部作用，如涂擦、撒粉、喷雾、含漱、湿敷、洗涤、滴入等都属于此类。其他尚有灌肠、吸入、植入（埋藏）、离子透入、舌下给药、肛门塞入、阴道给药等方法，虽用于局部，目的多在于引起吸收作用。

（三）给药间隔时间、疗程及用药时间

给药间隔时间对于维持稳定的有效血药浓度甚为重要，如不按规定的间隔时间用药，可使血药浓度发生很大的波动，过高时可发生毒性反应，过低时则无效。尤其是在应用抗菌药治疗传染性疾病时更为重要，因为血药浓度在有效和无效浓度之间的波动，可导致细菌产生抗药性。按照药物代谢动力学的规律，给药间隔时间、药物剂量和稳态血药浓度之间有一定的关系，因此，在实际应用药物时须按规定的间隔时间给药。

给药持续时间（疗程）可根据疾病及病情而定。一般情况下，在症状消失后即可停止用药，但在应用抗菌药治疗某些感染性疾病时，为了巩固疗效和避免耐药性的产生，在症状消失后尚须再应用一段时间的药物。对于某些慢性疾病须长期用药，为了减少不良反应的发生，须按疗程规定用药。有的药物（如肾上腺皮质激素）在长期用药后需要停药时，

不得突然停止，否则可导致症状加剧，又称反跳。

至于餐前还是餐后服药，则须从药物的性质和吸收、药物对胃的刺激、患者的耐受能力和需要药物发挥作用的时间等方面来考虑。易受胃酸影响的药物宜餐前服，对胃有刺激者则宜餐后服；又如糖尿病患者应用短效胰岛素则应在餐前 15min 注射，而用中效胰岛素时可在餐前 30min 注射。

对于一些受昼夜节律影响的药物则应按其节律规定用药时间，如长期应用肾上腺皮质激素时可于早晨给药。

三、影响药物药效学和药动学的因素

药物有其固有的药效学或药动学特点，但也可因患者的个体、病原体，甚至环境条件、联合用药等因素而影响其效应，使效应增强或使效应减弱，甚至发生质的改变而使不良反应、毒性增强。因此，在用药时除根据药物的药理作用考虑以外，还应掌握诸多影响因素，以便更全面地合理使用药物。

这些因素可来自机体和药物两个方面，前者可表现为药物效应在量的方面，甚至质的方面的差异，后者主要表现为药物效应的增强或减弱。

（一）机体方面的因素

机体方面的诸因素，如年龄、性别、精神状态、病理状态、遗传等可使药物效应发生差异，效应的差异可表现在不同的个体或同一个体的不同状态。这种差异可能由于作用部位的药物浓度不同所引起，也可能由于浓度相同但生理反应性不同所致。前者常称为药物代谢动力学性（吸收、分布、代谢、排泄）差异，后者称为药效学性差异。发生差异的原因是多方面的。效应的差异在大多数情况下表现为效应的强弱或久暂的不同，少数情况下，也可表现为质的不同，通常称为特异质反应。

1. 年龄

许多生理功能、体液与体重的比例、血浆蛋白质的含量等可因年龄而异，主要表现在小儿和老人方面。

（1）小儿

小儿正处在全身各器官发育期间，如肝、肾、中枢神经系统的发育尚未完全，而使通过肝灭活、肾排泄的药物受影响，以致产生不良反应或毒性。如早产儿及新生儿对氯霉素的生物转化缓慢而易产生灰婴综合征的毒性；婴儿的血脑屏障发育尚未完善，所以，对吗啡特别敏感而致呼吸抑制，或对氨茶碱易致过度兴奋。小儿体液占体重比例大，其水盐代谢转换率较快，而调节能力较差，故对利尿药特别敏感，易致水盐代谢障碍或中毒。另外，有些药物对小儿生长发育可有较大影响，如激素可致发育异常或障碍；四环素可影响钙代谢，以致发生牙齿黄染或骨骼发育停滞。对于小儿，许多药物有其特定的剂量。

（2）老年人

因器官功能日益衰退，可影响药物的代谢动力学，如应用经肝灭活的药物或经肾排泄的药物，则可产生血药浓度过高或作用持续时间过久，以致出现不良反应或毒性。由于老年人的某些器官功能衰退，如中枢神经系统及心血管系统，而对作用于这些系统的药物的耐受性降低，故对 60 岁以上的老年人用药，一般均应按成人剂量酌减 1/4。另外，老年人由于记忆力减退而对药物应用的依从性较差，故对老人用药种类宜少，并须交代清楚用药方法。

2. 性别

性别对药物的敏感差异并不显著，但由于男女的生理功能不同，如女性患者在月经、妊娠、分娩、哺乳期用药就应注意。一般认为，月经期和妊娠期子宫对泻药和其他强烈刺激性药物比较敏感，有引起月经过多、流产、早产的危险。对妊娠和哺乳期的妇女，有些药物有可能通过胎盘进入胎儿或经乳汁排出被乳儿摄入体内，引起中毒。还有一些药物可致畸胎或影响胎儿发育，故在妊娠期间用药应更慎重。

3. 精神因素

医护人员的语言、态度及患者的乐观或悲观情绪均可影响药物的疗效。

安慰剂（指无药理活性的物质）对一些慢性疾病，如高血压、心绞痛、神经官能症等能产生一定的疗效，就是精神因素的影响。这方面的因素影响甚大，不可忽视。

4. 病理状态

疾病可通过机体对于药物的敏感性的改变，以及通过药物在体内过程的改变，而影响药物的效应。如中枢神经受抑制时，可耐受较大剂量的中枢兴奋药，中枢神经兴奋时也可耐受较大剂量的中枢抑制药，如巴比妥类中毒时虽用大量中枢兴奋药也不易引起惊厥；而处于惊厥状态时则需要较大剂量的苯巴比妥才能对抗。

在药物的体内过程方面，某些慢性疾病引起的低蛋白血症会使奎尼丁、地高辛、苯妥英钠的自由型药物增多而作用加强或不良反应增多；肝功能不全可能使药物消除减少、血浆半衰期延长，如可使地西泮的半衰期由 46h 延长到 106h；肾功能不全时，经肾排泄的药物，如青霉素、四环素、氯霉素等的排泄速率减慢，半衰期延长。

5. 遗传因素

药物效应的差异有些是由遗传因素对药物代谢动力学或药效学的影响所致。遗传的基因组成差别构成了人对药物反应性的差异。遗传药理学就是研究机体遗传因素对药物反应影响的学科。

（1）遗传因素对药物代谢动力学的影响

药物代谢动力学个体差异的主要原因来自遗传因素，遗传因素对药物代谢动力学的影响必然表现在药物作用强度和不良反应的差异。如双香豆素的血浆半衰期，在一卵双生个体之间相差无几，而在二卵双生个体之间可相差几倍。许多药物通过各种酶如P450、过氧化氢酶、单胺氧化酶、假胆碱酯酶、肝乙酰基转移酶等的转化而消除，因而遗传因素可影响这些酶对药物的转化。如在人群中有快乙酰化型和慢乙酰化型，在服用同样剂量的异烟肼后，前者的血药浓度较低、半衰期较短，因而其多发性外周神经炎的发生率也较小；遗传性伪胆碱酯酶缺陷的患者应用常量的琥珀胆碱后作用持续时间可延长数十倍，且易中毒。

（2）遗传因素对药效学的影响

在不影响血药浓度的条件下，也可因受体异常、组织细胞代谢障碍、解剖学异常而影响机体对药物起反应的差异。如华法林耐受者肝中维生素K环氧化物还原酶的受体与华法林亲和力降低而使药效降低；葡萄糖-6磷酸脱氢酶（G6PD）缺陷者由于酶的缺乏以致在服用伯氨奎、阿司匹林、对乙酰氨基酚及磺胺类时易致变性血红蛋白性或溶血性贫血。

6. 昼夜节律

以一定时间周期进行节律性的活动是生物界的一种普遍现象。在生物活动的时间节律周期中研究最多的是昼夜节律，即生物活动以近似24h为周期的节律性变化。如体温、血压、肾上腺皮质激素的分泌及尿钾的排泄等。

时辰药理学就是研究药物作用和体内过程的昼夜节律。如人的肾上腺皮质激素分泌高峰出现在清晨；血浆皮质激素浓度在早晨8时左右最高，其后血浆浓度逐渐下降，直到午夜零点降到最低值。因此，临床上根据这种节律应用皮质激素，可提高疗效，减少不良反应。再如高血压的治疗要根据患者的夜间高负荷血压或凌晨血压增高的不同而在不同时间给药。排泄速度也有昼夜节律，例如，水杨酸钠在上午给药排泄最慢，下午给药排泄最快。

（二）药物方面的因素

药物的剂量、剂型、药物的相互作用、长期应用药物等均可影响药物的效应。此处就长期用药的影响进行讨论。

1. 习惯性与成瘾性

均为连续用药引起的机体对药物的依赖性，连续用药后患者对药物产生精神上的依赖，称为习惯性，如果已经产生了躯体性依赖，一旦停药会产生戒断综合征，则称为成瘾性。

2. 耐受性

连续用药后产生的药物反应性降低，叫作耐受性。药物长期用药后产生的耐受现象，是为后天耐受性；而某些人在第一次用药时就出现耐受现象，是为先天耐受性。在长期应用化疗药物后病原体（微生物或原虫）对药物产生的耐受性称为耐药性或抗药性。这是化学治疗中普遍存在的严重问题，应予重视。

3. 增敏性及撤药症状

某些药物长期用药后，机体对药物的敏感性增强，如以普萘洛尔治疗高血压，突然停药可出现撤药症状。

四、药物相互作用

（一）药物相互作用的发生

各种药物单独作用于人体，可产生各自的药理效应。当多种药物联合应用时，由于它们的相互作用，可使药效加强或不良反应减轻，也可使药效减弱或出现不应有的不良反应，甚至可出现一些奇特的不良反应，危害用药者。因此，必须重视药物相互作用问题。

药物相互作用主要是探讨两种或多种药物不论通过什么途径给予（相同或不同途径，同时或先后）在体内所起的联合效应。但从目前水平来看，多数情况下只能探讨两种药物间的相互作用。超过两种的药物所发生的相互作用比较复杂，目前研究工作尚不多，此处主要探讨两种药物间的相互作用。

临床上常将一些药物合并给予，如在输液中添加多种注射药物。此时，除发生药物相互作用外，还可能发生理化配伍变化（配伍禁忌）。

（二）药物相互作用对临床治疗的影响

药物相互作用，根据对治疗的影响可分为有益的、有害的，以及尚有一些属争议性的相互作用。

1. 有益的相互作用

联合用药时若得到治疗作用适度增强或不良反应减轻的效果，则此种相互作用是有益的。例如：①多巴脱羧酶抑制剂（卡比多巴或苄丝肼）可抑制左旋多巴在外周的脱羧，两者合用可增加药物进入中枢而提高疗效，并减少外周部位的不良反应；②甲氧苄啶（TMP）使磺胺药增效；③阿托品和吗啡联用，可减轻后者所引起的平滑肌痉挛而加强镇痛作用等。

2. 不良的药物相互作用分下面几种类型

①药物治疗作用的减弱，可导致治疗失败；②不良反应或毒性增强；③治疗作用的过度增强，如果超出了机体的耐受能力，也可引起不良反应乃至危害患者。

3. 有争议性的相互作用

有一些相互作用在一定条件下是有益的，可为医疗所利用，但在其他时候也可以是有害的，常引起争议。如钙盐可增强洋地黄类的作用，一般认为应禁止联用。在很少数的特殊情况下，却需要联用，但必须在严密监护条件下进行。类似的情况不是很多。此时，应根据实际情况进行判定。

4. 重点注意问题

实际上对于药物相互作用中，有益的相互作用是很少的，而不良的相互作用和有争议性的相互作用是较普遍的，即大多数的药物相互作用中包含了不安全因素，可能引起不良反应和意外。因此，不良的相互作用和有争议性的相互作用是应该重点注意的问题。

（三）药物相互作用的分类

药物相互作用，按照发生的原理，可分为药效学相互作用和药物代谢动力学相互作用两大类。这两类相互作用都可引起药物作用性质或强度的变化。此外，还有掩盖不良反应的相互作用，它不涉及药物的正常治疗作用，只涉及某些药物不良反应或毒性，掩盖不良反应的表现。

（四）药效学相互作用

药物作用的发挥，可视为它和机体的效应器官、特定的组织、细胞受体或某种生理活性物质（如酶等）相互作用的结果。如不同性质的药物对“受体”可起激动（兴奋）或阻滞（拮抗、抑制）作用。两种药物作用于同一“受体”或同一生化过程中，就可发生相互作用，产生效应的变化。

一般地说，作用性质相同药物的联合应用，可产生效应增强（相加、协同），作用性质相反药物的联合，其结果是药效减弱（拮抗）。因此，可将药效学相互作用分成“相加”“协同”和“拮抗”三种情况。

1. 相加

相加是指两种性质相同的药物联合应用所产生的效应相等或接近两药分别应用所产生的效应之和。可用下式来表示（假设 A 药和 B 药的效应各为 1）：

$$A(1)+B(1)=2$$

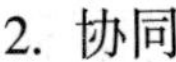

2. 协同

又称增效，即两药联合应用所显示的效应明显超过两者之和，可表示为（假设 A 药和 B 药的效应各为 1）：

$$A(1)+B(1)>2$$

3. 拮抗

即降效，即两药联合应用所产生的效应小于单独应用一种药物的效应，可表示为（假设 A 药和 B 药的效应各为 1）：

$$A(1)+B(1)<1$$

4. 药效学不良反应示例

（1）丙吡胺加 β 受体拮抗药：这是一个药效增强的例子。两药均有负性肌力作用，均可减慢心率和传导，合用时效应过强，可致窦性心动过缓和传导阻滞，以及致心脏停搏。只有严密监护下方可联合应用，以保安全。

（2）红霉素加阿司匹林：两者均有一定的耳毒性，各自单独应用毒性不显著（阿司匹林可偶致耳鸣）。联合应用则毒性增强，易致耳鸣、听觉减弱等。具有耳毒性的药物尚有氨基糖苷类抗生素、呋塞米等。

（3）氯丙嗪与肾上腺素：氯丙嗪具有 α 受体拮抗作用，可改变肾上腺素的升压作用为降压作用。使用氯丙嗪过量而致血压过低的患者，若误用肾上腺素以升压，则反导致血压剧降。

（4）氯丙嗪与苯海索：较大剂量的氯丙嗪用于精神病治疗常可引起锥体外系反应（不良反应）。苯海索具有中枢抗胆碱作用，可减轻锥体外系反应。但氯丙嗪也具一定的抗胆碱作用。联合应用时可显示较强的外周抗胆碱作用，不利于治疗。本例既是拮抗某一不良反应，又是另一不良反应加强的一个例子。

（5）应用降糖药常因引起低血糖而产生心悸、出汗反应，使用普萘洛尔可掩盖这些反应，但由于 β 受体拮抗药可阻抑肝糖的代偿性分解，而使血糖更加降低，增加了发生虚脱反应的危险性。心脏选择型 β 受体拮抗药（阿替洛尔、美托洛尔等）抑制肝糖分解的作用较轻，但仍有掩盖低血糖反应的作用，均应避免联合应用。这是一个使不良反应加剧并掩盖不良反应的相互作用的例子。

（五）药物代谢动力学相互作用

一种药物的吸收、分布、代谢、排泄、清除速率等常可受联合应用的其他药物的影响而有所改变，因而使体内药量或血药浓度增减而致药效增强或减少，这就是药物代谢动力学的相互作用。

这种相互作用可以是单向的，也可以是双向的。药物 A 与药物 B 联合应用，A 使 B 的吸收、分布、代谢或消除起变化，而 B 则对 A 无作用，这是单向的。而当 A 作用于 B 的同时，B 也对 A 有作用，这就是双向的。以下式表示：

单向相互作用：A→B（↓或↑）

双向相互作用：A（↓或↑）B（↓或↑）

上式中，横向箭头表示作用方向；括号中的箭头表示效应的增强或降低。

药物代谢动力学相互作用，根据发生机制的不同，可进一步分为：影响药物吸收的相互作用；影响药物血浆蛋白结合的相互作用；药酶诱导作用；药酶抑制作用；竞争排泌；影响药物的重吸收；等等

1. 影响药物吸收的相互作用

本类相互作用发生于消化道中。经口给予的药物，其吸收可受到种种因素的影响。本类相互作用尚可进一步分为以下几种。

（1）加速或延缓胃排空

加强胃肠蠕动的药物如西沙必利等可使胃中的其他药物迅速入肠，使其在肠道的吸收提前。反之，抗胆碱药则抑制胃肠蠕动，使同服药物在胃内滞留而延迟肠中的吸收。

（2）影响药物与吸收部位的接触

某些药物在消化道内有固定的吸收部位。如核黄素和地高辛只能在十二指肠和小肠的某一部位吸收，甲氧氯普胺等能增强胃肠蠕动，使肠内容物加速移行，由于药物迅速离开吸收部位而降低疗效。相反，抗胆碱药减弱胃肠蠕动，使这些药物在吸收部位潴留的时间延长，由于增加吸收而增效，而左旋多巴则可因并用抗胆碱药延迟而入肠减缓吸收，因之降效。

（3）消化液分泌及其 pH 值改变

消化液是某些药物吸收的重要条件。如硝酸甘油片（舌下含服）需要充分的唾液帮助其崩解和吸收。若使用抗胆碱药，由于唾液分泌减少而使之降效。许多药物在 pH 值较低的条件下吸收较好，并用制酸药则妨碍吸收。抗胆碱药、H_2受体拮抗药及奥美拉唑等均减少胃酸分泌，也起阻滞吸收作用。大环内酯类抗生素在 pH 值较高的肠液中吸收差。麦迪霉素肠溶片，虽然可减少在胃中被胃液破坏，但实际上进入肠道崩解后，在 pH≥6.5 时吸收极差。故现已不再生产肠溶片而改成胃溶片。

2. 影响药物与血浆蛋白结合的相互作用

（1）药物与血浆蛋白的结合

许多药物在血浆内可与血浆清蛋白结合。通常，药物（D）是有活性的，与蛋白（P）形成的结合物（D-P）为大分子不能透膜进入作用部位，就变为无活性的。但这种结合是

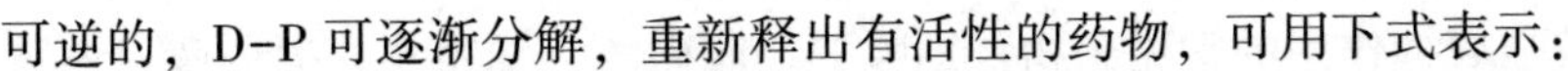

可逆的，D-P 可逐渐分解，重新释出有活性的药物，可用下式表示：

D+P→D-P

各种药物与蛋白结合有其特定的比率，如氨基比林为 15%，保泰松为 98%，苯巴比妥为 20%，吲哚美辛为 90%，磺胺二甲嘧啶为 30%，华法林为 95%，磺胺多辛为 95%，甲苯磺丁脲为 95%。

如果由于某些原因（如清蛋白低下，药物不能充分与之结合或由于药物相互作用）使结合率降低，则体内未结合型药物的比率相应增多，而药物的组织分布也随之增多，因此，药物效应增强，药物的消除也往往加快。

（2）竞争血浆蛋白的药物相互作用

不同的药物分子与血浆蛋白的结合能力有差别。两种药物联合应用时，结合力强的药物分子（以 D1 表示）占据了血浆蛋白分子，使结合力较弱的药物分子（以 D2 表示）失去（或减少）了与血浆蛋白结合的机会。或者结合力强者使弱者自结合物中置换出来，致使结合力较弱的药物未结合型的体内浓度升高而显示比率相应增多，因此药物效应较强。竞争结合和置换反应可用下式表示：

D1+D2+P→D1-P+D2

D2-P+D1→D1-P+D2

竞争血浆蛋白发生在那些蛋白结合率较高的药物分子间才有临床意义。如甲苯磺丁脲的正常结合率为 95%，未结合型者为 5%。如若结合率降为 90%，未结合型者即为 10%，即血中未结合型者浓度增加 1 倍，药效可明显增强。又如磺胺二甲嘧啶，其正常结合率为 30%，未结合型者为 70%，其结合率即使由 30%降为 15%，则未结合型者增至 85%，即只增高药效 20%，药效变化不如前者显著。

在实际工作中，水合氯醛、氯贝丁酯、依他尼酸、萘啶酸、甲芬那酸、吲哚美辛、二氮嗪、阿司匹林、保泰松等均有较强的蛋白结合能力。它们与口服降糖药、口服抗凝药、抗肿瘤药（如 MTX）等联合应用，可使后面一些药物的未结合型者血药浓度升高。如不注意，可致意外。

3. 影响药物代谢的相互作用

药物在体内的代谢一般是经酶的催化，使药物由有活性者转化为无活性的代谢物（或低活性物）。也有少数药物（前体药物）在体内转化为有活性的药物而起作用。体内酶活性的变化必然会对药物代谢产物发生影响，而使其疗效相应改变。

（1）酶抑药物

有些药物具有抑制药物代谢酶活性的作用，可使其他药物的代谢受阻，消除减慢，血药浓度高于正常，药效增强，同时也有引起中毒的危险。

以下是一些具有较强酶抑作用的常见药物：别嘌醇、胺碘酮、氯霉素、氯丙嗪、西咪替丁、环内沙星、右丙氧芬、地尔硫草、乙醇（急性中毒时）、红霉素、丙米嗪、异烟肼、酮康唑、美托洛尔、甲硝唑、咪康唑、去甲替林、口服避孕药、羟布宗、奋乃静、保泰松、伯氨喹、普萘洛尔、奎尼丁、丙戊酸钠、磺吡酮、磺胺药、硫利达嗪、甲氧苄啶、维拉帕米等。遇有这些药物时应警惕酶抑相互作用的发生。

（2）酶促药物

和酮抑作用相反，某些药物具有诱导药物代谢酶、促使酶活性加强的作用，可使其他药物代谢加速，而失效亦加快。对于前体药物，则前促药物可使其加速转化为活性物而加强作用。

具有酶诱导作用的常见药物有：巴比妥类（苯巴比妥为最）、卡马西平、乙醇（嗜酒慢性中毒者）、氨鲁米特、灰黄霉素、氨甲丙酯、苯妥英、格鲁米特、利福平、磺吡酮（某些情况下起酶抑作用）等。

4. 影响药物排泄的相互作用

（1）竞争排泌

许多药物（或其代谢产物）通过肾脏随尿排泄。其中，有些是通过肾小球滤过而进入原尿的，也有的则通过肾小管分泌而排入原尿（排泌）。在某些情况下也可兼而存之。进入原尿的药物，有一部分可由肾小管重新吸收进入血液，有相当多的部分则随尿液排出体外。两种以上通过相同机制排泌的药物联合应用，就可以在排泌部位上发生竞争。易于排泌的药物占据了孔道，使那些相对较不易排泌的药物的排出量减少而潴留，使之效应加强。例如，丙磺舒可减少青霉素、头孢菌素类的排泄而使之增效；丙磺舒减少甲氨蝶呤（MTX）的排泄而加剧其毒性反应，保泰松使氯磺丙脲潴留而作用加强等。

（2）药物的重吸收

药物进入原尿后，随尿液的浓缩，相当多的水分、溶质（包括部分药物）能透膜重新进入血流。多数药物是以被动转运方式透膜重吸收的。被动透膜与药物分子的电离状态有关。离子态的药物因其脂溶性差且易为细胞膜所吸附而不能以被动转运方式透膜，只有分子态的药物才能透膜重吸收。

人体血浆的pH值为7.4，此值相对稳定。当有外来的酸或碱进入血液，血浆缓冲系统即加以调节。多余的酸或碱可排泌进入尿液而影响其pH值（pH值为5～8）。某些食物也可影响尿的pH值。

①尿液pH值变化对弱电解质类药物透膜重吸收的影响。酸类药物在溶液中有下列平衡：

$$HA \rightarrow H^{+} + A^{-}$$

H^{+}浓度对这一平衡起重要作用。在pH值较低（H^{+}较多）时，这一平衡向左移动，即其中弱酸的分子增多而离子（盐）减少。反之，在 pH 值较高（即 H^+ 较少）的溶液中，平衡向右移动，弱酸较多以盐的形式存在，而游离酸（分子）相对减少。

弱碱在溶液中有如下平衡：

$$BH^+ \rightarrow B + H^+$$

式中，BH^+ 为弱碱盐（离子）；B 为弱碱（分子）。

即随 H^+ 增多（pH 值下降）弱碱的离子态部分相应增多，而且$^+$减少（pH 值上升）则分子态部分相应增多。

弱电解质类药物的透膜取决于膜两侧体液的 pH 值差。当尿液 pH 值>血液 pH 值时：弱酸加速排出，弱碱重吸收增多而潴留。当尿液 pH 值<血液 pH 值时：弱碱加速排出，而弱酸潴留。

②示例：盐酸、氯化铵是酸化尿液的标准药物，可使尿液的 pH 降为 5 左右，有利于有机碱类药物的排泄，而使有机酸类潴留。碳酸氢钠可使尿液 pH 上升为 8 左右，使有机酸类药物加速排泄，而有机碱则潴留。其他对尿液 pH 有影响的药物也有同样作用。

（六）掩盖不良反应

掩盖不良反应并不是真正的药物相互作用，而是当使用某种药物出现不良反应时，同时使用的其他药物掩盖了不良反应的症状。掩盖不良反应不是对不良反应的对症治疗措施。它只给患者以虚假的自我良好感觉，而不能减轻不良反应的严重性。

例如，β 受体拮抗药掩盖降糖药引起的低血糖反应（出汗、心悸等），而不改善血糖水平。又如，抗组胺药物可掩盖氨基苷类抗生素所引起的眩晕，而不减轻其耳毒性。

掩盖不良反应可加重不良反应的危害性，造成更严重的后果。

第三节　药物的制剂和贮存

一、药物的制剂

制剂即剂型，是指药物根据医疗需要经过加工制成便于保藏与使用的一切制品。制剂药有几十种，现简介如下。

（一）液体制剂及半液体制剂

1. 水剂（芳香水剂）

一般是指挥发油或其他挥发性芳香物质的饱和或近饱和水溶液，如薄荷水。

2. 溶液剂

一般为非挥发性药物的澄明水溶液，供内服或外用，如亚砷酸钾溶液。一些由中药复方提制而得的口服溶液，称为“口服液”。

3. 注射剂

也称“注射液”，俗称“针剂”，是指供注射用药物的灭菌的溶液、混悬剂或乳剂。还有供临时制配溶液的注射用灭菌粉末，有时称“粉针”，如青霉素钠粉针。供输注用的大型注射剂俗称“大输液”。

4. 煎剂

是生药（中草药）加水煮沸所得的水溶液，如槟榔煎。中药汤剂也是一种煎剂。

5. 糖浆剂

为含有药物或芳香物质的近饱和浓度的蔗糖水溶液，如远志糖浆。

6. 合剂

是含有可溶性或不溶性固体粉末药物的透明液或悬浊液，一般用水做溶媒，多供内服，如复方甘草合剂。

7. 乳剂

是油脂或树脂质与水的乳状悬浊液。若油为分散相（不连续相），水为分散媒（连续相），水包油滴之外，称“水包油乳剂”（油/水），反之则为“油包水乳剂”（水/油）。水包油乳剂可用水稀释，多供内服；油包水乳剂可用油稀释，多供外用。

8. 醑剂

是挥发性物质的醇溶液，如樟脑醑。

9. 酐剂

是指生药或化学药物用不同浓度的乙醇浸出或溶解而得的醇性溶液，如橙皮酐。

10. 流浸膏

将生药的醇或水浸出液浓缩（低温）而得，通常每 1mL 相当于原生药 1g，如甘草流浸膏。

11. 洗剂

是一种悬浊液，常含有不溶性药物，专供外用（如洗涤创面、涂抹皮肤等），如炉甘石洗剂。

12. 搽剂

专供揉搽皮肤的液体药剂，有溶液型、混悬型、乳化型等，如松节油搽剂。

13. 其他

浸剂、凝胶剂、胶浆剂、含漱剂、灌肠剂、喷雾剂、气雾剂、吸入剂、甘油剂、滴眼剂、滴鼻剂、滴耳剂等。

（二）固体制剂及半固体制剂

1. 散剂

为一种以上的药物均匀混合而成的干燥粉末状剂型，供内服或外用，如痱子粉。

2. 颗粒剂

或称“冲剂”，系将生药以水煎煮或以其他方法进行提取，再将提取液浓缩成稠膏，以适量原药粉或蔗糖与之混合成为颗粒状，服时用开水或温开水冲服，如抗感冒颗粒。

3. 浸膏

将生药的浸出液浓缩（低温）使成固体或半固体状后，加入固体稀释剂适量，使每1 g与原生药2～5g 相当，如颠茄浸膏。

4. 丸剂

系由药物与赋形剂制成的圆球状内服固体制剂，分糖衣丸、胶丸、滴丸、肠溶丸等。滴丸是一种新剂型，由药物与基质加热熔化混匀后滴入不相混溶的冷凝液中经收缩、冷凝而制成，如氯霉素耳用滴丸（耳丸）。中药丸剂又分蜜丸、水丸等。

5. 片剂

系由一种或多种药物与赋形剂混合后制成颗粒，用压片机压制成圆片状分剂量的制剂，如苯巴比妥片。新的剂型中尚有多层片、缓释片、泡腾片等。

6. 膜剂

又称薄片剂，是一种新剂型，有几种形式：第一种系指药物均匀分散或溶解在药用聚合物中而制成的薄片；第二种是在药物薄片外两面再覆盖以药用聚合物膜而成的夹心型薄片；第三种是由多层药膜叠合而成的多层薄膜剂型。按其用途分有：眼用膜剂、皮肤用膜剂、阴道用膜剂、口服膜剂等，如毛果芸香碱膜、硝酸甘油膜、冻疮药膜、外用避孕药膜等。

7. 胶囊剂

系将药物盛装于空胶囊内制成的制剂，如吲哚美辛胶囊。

8. 微型胶囊

简称“微囊”，系利用高分子物质或聚合物包裹于药物（固体或液体，有时是气体）

的表面，使成极其微小的密封囊（直径一般为 5～400μm），起着遮盖或保护膜的作用，能掩盖药物的苦味、异臭，增加药物的稳定性，防止挥发性药物的挥散，如维生素 C 微囊。

9. 栓剂

系供纳入人体不同腔道（如肛门、阴道等）的一种固体制剂，形状和大小因用途不同而异，熔点应接近体温，进入腔道后能熔化或软化。一般在局部起作用，也有一些栓剂，如吲哚美辛栓，经过直肠黏膜吸收而发挥全身作用。

起全身作用的栓剂已受到国内外重视，有了一些进展。它具有如下优点：①通过直肠黏膜吸收，有 50%～75%的药物不通过肝脏而直接进入血循环，可防止或减少药物在肝脏中的代谢以及对肝脏造成的不良反应；②可避免药物对胃的刺激，以及消化液的酸碱度和酶类对药物的影响和破坏作用；③适于不能吞服药物的患者，尤其是儿童；④比口服吸收快而有规律；⑤作用时间长。但亦有使用不方便、生产成本比片剂高、药价较贵等缺点。

10. 软膏剂

系药物与适宜的基质均匀混合制成的一种易于涂布在皮肤或黏膜上的半固体外用制剂，如氧化氨基汞软膏。

11. 眼膏剂

为专供眼用的细腻灭菌软膏，如四环素可的松眼膏。

12. 乳膏

又称乳霜、冷霜、霜膏，系由脂肪酸与碱或碱性物质作用而制成的一种稠厚乳状剂型，状如日用品中的雪花膏，较软膏易于吸收，不污染衣服（因本身含肥皂，较易洗去）。根据需要有时制成油包水型，但多为水包油型，如氟氢可的松乳膏。

13. 糊剂

为大量粉状药物与脂肪性或水溶性基质混合制成的制剂，如复方锌糊。

14. 其他

还有硬骨剂、泥罨剂、海绵剂、煎膏剂、胶剂、脂质体、固体分散体等。

（三）控制释放的制剂

近年来，有一类新发展起来的可以控制药物释放速率（缓慢地、恒速或非恒速）的制剂。制备时将药物置入一种人工合成的优质惰性聚合物中，制成内服、外用、植入等剂型。使用后，药物在体内或在与身体接触部位缓缓释放，发挥局部或全身作用。药物释放完毕，聚合物随之溶化或排出体外。本类剂型按其释放速率可分为缓释制剂及控释制剂。

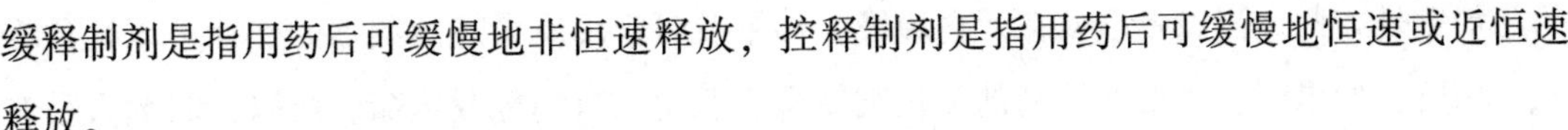

缓释制剂是指用药后可缓慢地非恒速释放，控释制剂是指用药后可缓慢地恒速或近恒速释放。

1. 口服缓释或控释制剂

例如，缓释片或控释片，其外观与普通片剂相似，但在药片外部包有一层半透膜。口服后，胃液通过半透膜进入片内溶解部分药物，形成一定渗透压，使饱和药物溶液通过膜上的微孔，在一定时间内（如 24 h）恒速或非恒速排出。其特点是，释放速度不受胃肠蠕动和 pH 值变化的影响，药物易被机体吸收，并可减少对胃肠黏膜的刺激和损伤，因而减少药物的不良反应。血药浓度平稳、持久。

此外，还可运用控释技术，将药制成缓释或控释糖浆、缓释或控释微粉剂，撒在软食物（如果酱、米粥等）上服用，为小儿或吞咽困难的患者服药提供方便。

2. 控释透皮贴剂

这是一种用于贴在皮肤上的小膏药，其所含药物能以恒定速度透过皮肤，不经过胃肠道和肝脏直接进入血流。这种制剂属于透皮治疗系统（TTS），它由几种不同的层次组成：最外面是包装层，向内是药物贮池，再向内是一层多孔的膜，里面是一黏性附着层，此层上附有一保护膜，临用前撕下。贴膏贴上后，通过多孔膜，控制药物释放的速度。也可将药物混于聚合物之中，通过扩散作用缓缓释放出药物。目前，这种治疗系统还只用于小分子药物，如含东莨菪碱的贴膏，贴一次可在 3d 之内防止晕动病（恶心、呕吐等）有效，改变了过去由于东莨菪碱口服吸收快，易引起不良反应，不便用于防治晕动病的状况。

3. 眼用控释制剂

如控释眼膜，薄如蝉翼，大小如豆粒，置于眼内，药物即可定量地均衡释放。国内近年试制的毛果芸香碱控释眼膜，置入 1 片于眼内，可以维持 7d 有效，疗效比滴眼剂显著，并且避免了频繁点药的麻烦，不良反应也少见。

氯霉素控释眼丸为我国首创的一种控释制剂，系根据我国传统药“龙虱子”设计的薄型固体小圆片，用先进的滴丸工艺制成。放入眼内后，能恒速释药 10d，维持药物有效浓度，相当于 10d 内每 8.4min 不间断地滴眼药水一次，因此，克服了频繁用药、使用不便的缺点。国外迄今尚未见有此种新剂型。

（四）药房制剂

医疗单位的制剂室或药厂，只有取得了《医疗机构制剂许可证》或《药品生产许可证》的，亦即确实具备生产条件、确能保证产品质量的，才能进行药房制剂的生产，否则就不符合《中华人民共和国药品管理法》的规定，属于违法行为。

制剂质量的优劣，直接关系到患者的健康，甚至生命安全，尤其是一些抢救危重患者的药剂更是如此。当患者已处在死亡边缘，如果及时应用质量好的制剂，往往可以转危为安；相反，如果用了质量差的制剂，轻则使疾病恶化，重则危及生命。所以，制剂人员在配制各种制剂时，务必以对人民负责的精神，认真准确地按照操作规程进行操作，以确保质量，并须按照有关规定逐项进行检查，合格者方可提供临床使用。

二、药品的贮存

各种药品在购入时，包装上均注明贮存方法，有使用期限的均注明失效日期，应密切注意。这里将各类药品的贮存方法简述于下。

（一）密封贮存

这类药品要用玻璃瓶密封贮存，瓶口要用磨口瓶塞塞紧或在软木塞上加石蜡熔封，开启后应立即封固，决不能用纸袋或一般纸盒贮存，否则易于变质，夏天尤应注意。这类药品包括：氢氧化钠、氢氧化钾、氯化钙、浓硫酸、酵母片、复方甘草片、干燥明矾、碘化钾、碘化钠、溴化钠、溴化钾、溴化铵、苯妥英钠片、卡巴克络片、含碘喉片、维生素 B_1 片、各种浸膏、胶丸、胶囊、胃蛋白酶、含糖胃酶、胰酶、淀粉酶、结晶硫酸钠、硫酸铜、硫酸亚铁、硫酸镁、硫酸锌、鱼肝油、薄荷油、丁香油、各种香精、芳香水、乙醇、乙醚、氯仿、氯乙烷、碘、浓氨溶液、亚硝酸乙酯醑、漂白粉、水合氯醛、樟脑以及各种酒精制剂等（这类药品除密封外还应放于低温处）。

（二）低温贮存

以下药品最好放置在 2～10℃的低温处。

1. 易因受热而变质的药品

如维生素 D_2、胎盘球蛋白、促皮质素、三磷腺苷、辅酶 A、胰岛素、锌胰岛素（避免冰冻）、肾上腺素、噻替哌、缩宫素、麦角新碱、神经垂体后叶素等注射液，盐酸金霉素滴眼剂及各种生物制品（如破伤风抗毒素、痘苗、旧结核菌素）等。

2. 易燃易炸易挥发的药物

这类药物除应置于低温处外，还应该注意密封，如乙酰、无水乙醇、挥发油、芳香水、香精、氯乙烷、氯仿、过氧化氢溶液、浓氨溶液、亚硝酸乙酯醋、亚硝酸异戊酯等。

3. 易因受热而变形的药物

如甘油栓等。

（三）避光贮存

对光照敏感、光照后易失效的药品，其制剂应装在遮光容器内，如葡萄糖酸奎尼丁、水杨酸毒扁豆碱、聚维酮、盐酸肾上腺素，以及甲氧氯普胺、氨茶碱、氨酪酸、盐酸普萘洛尔、盐酸哌替啶、利多卡因、毛花苷C、去甲肾上腺素、氢化可的松、醋酸可的松等注射液、抗坏血酸、解磷定、硝酸银等，应按说明书的要求置于阴暗处或不见光处贮存。

（四）防止过期

有些稳定性较差的药品如抗生素、缩宫素、含糖胃蛋白酶、胰岛素、细胞色素C、绒促性素等，在贮存期间药效可能降低，毒性可能增高，有的甚至不能供药用。为了保证用药的安全和有效，对这类药品都规定了有效期。

药品的有效期是指药品在一定的贮存条件下，能够保持质量的期限。药品的有效期应根据药品的稳定性不同，通过稳定性实验研究和留样观察，合理制定。药品有效期的计算是从药品的生产日期（以生产批号为准）算起，药品标签应列有效期的终止日期。到期的药品，应根据《中华人民共和国药品管理法》规定，过期不得再使用。药品生产、供应和使用单位对有效期的药品，应严格按照规定的贮存条件进行保管，要做到近有效期的先出，近有效期的先用，调拨有效期的药品要加速运转。生产厂在产品质量提高后，认为有必要延长有效期时，可向当地（省、自治区、直辖市）卫生行政部门提出申请，经管理部门批准后，可延长改订本厂产品的有效期。对于有效期的药品应定期检查以防止过期失效；账卡和药品上均应有特殊标记，注明有效期，以便于查找。贮存药品时，除应注意以上所举各点外，还要注意：从原包装分出的药品，强酸要用玻璃塞瓶装；氯仿不要用橡皮塞（以防橡皮塞中部分物质被溶出）；标签一定要明显清楚，应有必要的检查，以防贴错；大输液不宜横放倒置等，以确保药品质量和用药安全有效。

第二章　临床药理学基础

第一节　临床药物效应动力学

临床药物效应动力学又称临床药效学，主要研究药物对人体的作用、作用机制及作用规律，是临床药理学的重要组成部分。临床医师应充分掌握临床药效学的知识，不仅应掌握药物的作用和用途，而且还应掌握药物作用机制、药效变化的规律及各种影响因素，才能合理选择药物，制订适当的用药方案，使所用药物的作用性质、起效时间和维持时间等要符合患者的治疗目的，发挥药物的最佳疗效，并最大限度地防止或减轻药物的不良反应。

一、临床用药中药效学的基本概念

（一）药物作用的特点

1. 药物作用与药理效应

药物作用是指药物对机体细胞靶位的初始作用，是动因。药理效应是药物作用的结果，使机体生理、生化功能或形态发生变化，如肾上腺素的作用是激动心脏的 β_1 受体，可引起心率加快、心肌收缩力加强等药理效应。概念上虽有区别，但药物作用和效应意义接近，在一般情况下二者常通用。

2. 药物作用的选择性

药物在适当剂量时仅对某一个或少数几个器官或组织作用强，而对其他的器官或组织作用弱或没有作用，称为药物作用的选择性。有的药物只作用于一种组织器官，影响一种功能，说明药物选择性高。如强心苷主要作用于心脏，苯二氮䓬类抑制中枢神经系统，异烟肼作用于分枝杆菌。而有的药物则可作用于多种组织器官，影响多种功能，说明药物选择性低。如阿托品既可作用于腺体、眼睛，又可作用于平滑肌、心血管系统，还可作用于中枢神经系统。选择性主要与药物化学结构、药物分布、组织结构和药物与组织亲和力等因素有关。

3. 药物作用的不同水平

随着医学科学和分子生物学的发展，药物作用的研究也不断深入，药物对机体的作用从宏观到微观，可分为整体水平、器官组织水平、细胞或亚细胞水平和分水平等几个不同的层次。整体水平的作用是各种原发作用和继发作用（包括机体的反馈、调节和整合作用）的综合表现，器官和组织水平的作用是对效应器官（心、肝、肾等）或组织（平滑肌、腺体、神经等）的作用，细胞或亚细胞水平的作用是对效应细胞或亚细胞成分的作用，分子水平的作用是药物与核酸、蛋白质、肺、离子等生物分子的相互作用。药物作用在各层次间是相互关联的，整体水平的药物作用也都有其分子水平的作用机制；反之，任何水平的药物作用最终必然表现为器官或整体水平的药物效应。

（二）药物安全性

药物合理安全使用一直是全世界都关注的问题，因为药物作用具有两重性，既有治疗作用，又有不良反应，药物的不合理使用，不但浪费药物资源，更为重要的是其不良反应可能给人体带来严重的危害。

1. 治疗作用

凡符合用药目的，具有防治疾病的药物作用称为治疗作用。治疗作用分为对因治疗和对症治疗，前者是消除致病因素，可彻底治愈疾病，又称为治本，如用抗生素杀灭体内致病菌；后者是改善疾病的症状，不能根除病因，故称为治标，如高热时使用解热镇痛药物治疗。对症治疗尽管不能根除病因，但在某些危重急症情况（如休克、惊厥、心力衰竭、心跳或呼吸暂停等）时可能比对因治疗更为迫切。在临床实践中，医护人员应根据具体情况，灵活地运用这两种治疗方法，秉持“急则治其标，缓则治其本，标本俱急，标本兼治”的原则。

2. 不良反应

凡不符合用药目的，给人体带来不适甚至有害或痛苦的作用称为药物不良反应，多数不良反应是药物固有的效应，在一般情况下是可以预知的，但不一定是能够避免的。少数较严重的不良反应较难恢复，称为药源性疾病，例如，庆大霉素引起的神经性耳聋，肼屈嗪引起的红斑狼疮，等等。药物不良反应的类型有：副反应、毒性反应、后遗效应、停药反应、变态反应也称过敏反应、特异质反应、依赖性等。

大多数药物都或多或少有一些毒副反应，特别是在长期使用或用量较大时更容易在患者身上出现。即使像阿司匹林这样治疗范围较宽的药物，也可能发生胃肠出血、胃溃疡、缺铁性贫血、荨麻疹等不良反应。这就要求医生在使用药物时必须充分掌握有关资料，充分考虑用药安全性和有效性，并密切观察患者用药以后的情况，既要考虑治疗效果，又要注意保证患者用药安全，权衡利弊，尽量充分发挥药物的治疗作用，避免和减轻药物的不良反应，以防引起严重的不良后果。

（三）药物的量效关系与量效曲线

药物效应强弱与其剂量大小或浓度高低之间的关系，即量-效关系。在一定的剂量范围内，药理效应随着剂量的加大而增强，以药物的效应为纵坐标，药物的剂量或浓度为横坐标作图表示，即为量-效曲线。

药理效应按性质可分为两类：一类是量反应，即效应强度呈连续增减的变化，可用具体数量或最大反应的百分率来表示，如血压升降数［kPa（mmHg）］，尿量增减量（mL），心率的增减次数等，其量效曲线称“量反应”的量效曲线；另一类是质反应，即药理效应表现为反应性质的变化，如死亡、生存、惊厥、睡眠、治愈等，其研究对象为一个群体，以阳性反应的出现频率成百分率表示，其量效曲线称“质反应”的量效曲线由于效应的表达（量反应或质反应）和药物剂量或浓度的表达方式（剂量或对数剂量，浓度或对数浓度）不同，量效曲线的形态也有所不同。

1. 量反应的量效曲线

以效应强度为纵坐标、以剂量或浓度为横坐标作图，可获得直方双曲线；如将剂量或浓度改用对数剂量或对数浓度表示，则可得对称的S形曲线，这就是通常所称的量反应——量效关系曲线。

从量效关系曲线可得到以下信息。

（1）最小有效量或浓度

药物达到一定的剂量或浓度时才产生效应，这种剂量或浓度亦称阈剂量或阈浓度。

（2）最大效应

最大效应指药物效应随剂量增加而增加，当效应增加到一定程度，若继续增加剂量效应不再增加，这一药理效应极限称为最大效应，又称效能。

（3）半最大效应浓度

半最大效应浓度指能引起50%最大效应的浓度。

（4）斜率

量效关系曲线的20%～80%效应区段大致呈直线，该直线的斜率与药物作用性质密切相关，斜率大的药物，药量微小变化，效应明显改变，提示药效较强，斜率小的药物药效较温和。因此，斜率大小是临床选药和确定用药剂量的依据之一。

（5）效价强度

引起等效反应（一般采用50%效应量）的相对浓度或剂量，其值越小则效价强度（Potency）越大。单从效能比较两药强弱是片面的，还应考虑效价强度。药物的效价强度与最大效应含义不同，效价强度用于作用性质相同的药物之间的等效剂量的比较，达到等效时所需剂量越小，效价强度越大。

2. 质反应的量效曲线

以药物的浓度或剂量的区段出现阳性反应频率为纵坐标，以药物剂量为横坐标作图，可得到常态分布曲线，如改为以累加频数或其累计阳性反应百分率为纵坐标，则得到与量反应曲线相似的“S”形量效曲线。

半数有效量（Median Effective Dose，ED_{50}）是指能引起50%实验对象出现阳性反应的药物剂量。如果效应指标是死亡，则称半数致死量（50% Lethal Dose，LD_{50}）。

通常用药物的LD_{50}/ED_{50}的比值称为治疗指数（Therapeutic Index，TI），是衡量药物安全性的重要指标一般来说，TI值越大，药物的安全性越大。但有时TI值不能完全反映药物安全性大小，因此，有人也用LD_{50}/ED_{50}比值，或1%致死量（LD_1）与99%有效量（ED_{99}）之间的距离来衡量药物的安全性。

（四）药物的时效关系与时效曲线

用药之后随时间的推移，体内药量（或血药浓度）随时间动态变化的过程，称为时-量关系。而用药后，药物效应随时间呈现动态变化的过程，称为时-效关系。一次用药之后相隔不同时间测定血药浓度和药物效应，以时间为横坐标、血药浓度或药物效应强度为纵坐标作图，可分别得到时-量曲线和时-效曲线。在时-量曲线的坐标图上，于产生效应的浓度和产生成性的浓度上各作一条与横轴平行的横线，分别称为最低效应浓度（Minimum Effect Concentration，MEC）和最低中毒浓度（Minimum Toxic Concentration，MTC）。在时-效曲线的坐标图上，于治疗有效的效应强度处及出现毒性反应的效应强度处各作一条与横轴平行的横线，分别称为有效效应线和中毒效应线。

1. 起效时间

指开始给药至时效曲线与有效效应线首次相交点的时间，代表药物发生疗效以前的潜伏期，潜伏期越短，起效越快，这一时间在处理急症患者用药是一个非常重要的指标。

2. 最大效应时间

即给药后作用达到最大值的时候。在应用诸如降血糖药、抗凝血药时，更应注意这一参数，以免出现不良反应。

3. 疗效维持时间

指从起效时间开始到时效曲线下降到与有效效应线再次相交点之间的时间。这一参数对选择连续用引的间隔时间有参考意义。

4. 作用残留时间

指曲线从降到有效效应线以下到作用完全消失之间的时间。如在此段时间内第二次给药，则须考虑前次用药的残留作用。

上述各项信息可以作为制订用药方案的参考，但必须结合连续用药及患者的生理病理情况综合考虑。

在多数情况下，时-量曲线也能反映药物效应的变化，但有些药物必须在体内转化后呈现活性，或者药物作用是通过其他中间步骤产生的间接作用及继发作用，这些过程都需要时间，故时-量曲线和时-效曲线的变化在时间上就可能不一致。另一方面，由于药物作用的性质和机制不同，有的药物作用强度有饱和性，不能随着血药浓度升高作用强度一直增大，有的药物在体内生成的活性物质半衰期长，作用时间也长，如地西泮在体内生成的去甲地西泮具有活性，而且半衰期比母体药物更长，往往在原药血药浓度已经降低之后仍能保持有效作用。总之，这两种曲线可以互相参考而不能互相取代。

（五）药物的构效关系

药物的结构与药物效应之间的关系称为构-效关系。药物的化学结构（包括基本化学结构、侧链、活性基团、立体构型等）不仅决定药物理化性质，影响药物的体内过程，而且决定药物与机体生物大分子间的化学反应，影响药物效应和毒性反应，了解药物的构-效关系，不仅有利于深入认识药物作用的性质、特点和机制，指导临床合理用药，也有助于研制开发新药。

通常化学结构相似的药物可通过同一机制发挥作用，引起相似或相反的效应。如苯二氮䓬类药物具有1，4-苯并二氮䓬的基本结构，因此，都能激动中枢神经系统的苯二氮䓬受体结合，增强γ-氨基丁酸（GABA）作用，产生中枢抑制；异丙肾上腺素和普萘洛尔均具有β-苯乙胺结构，都能够特异性地与β受体结合，但因侧链不同导致活性不同，前者为β受体激动剂，后者为β受体阻断药。化学结构完全相同的光学异构体，作用可能有很大的差异，如东莨菪碱左旋体作用较右旋体强许多倍；奎宁为左旋体，具有抗疟疾作用，而右旋体奎尼丁具有抗心律失常作用。

（六）药物蓄积和中毒

在前次给药的药物尚未完全消除时即进行第二次给药，就会产生药物蓄积，同样，在

前一次给药的“作用残留时间”内即进行第二次给药则可产生药物作用蓄积。蓄积过多可产生蓄积中毒。引起药物蓄积中毒的因素有药物因素和机体因素，如有些药物半衰期长，在体内代谢缓慢，多次用药时很容易使血液中药物的浓度不断蓄积，超过安全剂量，导致机体中毒。如胎儿的肝脏尚未发育成熟，缺乏催化葡萄糖醛酸形成的瓣类，所以，胎儿肝脏葡萄糖醛化作用很弱，对药物的解毒功能不足，而且胎儿肾小球滤过面积和肾小管容积相对不足，肾小管的排泄功能也不成熟，许多药物在胎儿体内排泄较慢，容易造成药物蓄积中毒，孕妇用药时就要特别注意。因此，在制订连续用药方案时必须同时考虑连续用药时的药代动力学资料和量-效关系、时-效关系以及机体因素的影响，以防止蓄积中毒。

二、受体与临床药效学

药物效应是药物小分子和机体生物大分子相作用的结果，是机体细胞原有功能水平的改变，因此，要从细胞及分子水平去探讨药物的作用原理。药物与机体生物大分子的结合部位即药物作用靶点，包括基因位点、受体、酶、离子通道和核酸等生物大分子现有药物中，超过50%的药物以受体为作用靶点，受体成为最主要和最重要的作用靶点，受体机制成为药物作用的基础理论。

（一）受体的概念与特征

受体是存在于细胞膜、细胞浆或细胞核内的大分子蛋白质，能识别和特异性结合配体，介导信号转导而产生相应的生物效应。配体是能与受体特异性结合的信息物质，包括药物、神经递质、激素及自身活性物质等。受体与配体之间多以氢键、离子键、范德华引力和共价键等相互作用。

受体具有以下特性。第一，敏感性：受体只须与很低浓度的配体结合就能产生显著的效应。第二，特异性：引起某一类型受体兴奋反应的配体的化学结构非常相似，但不同光学异构体的反应可以完全不同，同一类型的激动药与同一类型的受体结合时产生的效应类似。第三，饱和性：受体是大分子的蛋白质，数量有限，药物浓度过大时，药物与受体结合就会饱和，并达到最大效应。由于受体具有饱和性，作用于同一受体的配体之间存在竞争现象。第四，可逆性：配体既可以与受体特异性结合，也可以从配体-受体复合物上解离，因此，配体与受体的结合是可逆的。第五，多样性：同一受体可广泛分布到不同的细胞而产生不同效应，受体多样性是受体亚型分类的基础。

（二）受体的分类和信号转导机制

受体按其分子结构、位置及功能等特点，可分为四类。

1. G 蛋白偶联受体

肾上腺素、M 型乙酰胆碱、多巴胺、5-羟色胺、阿片类、前列腺素及多肽类激素受体均属此类。这些受体均为单一肽链形成七个跨膜区段结构，N-端在细胞外，C-端在细胞内，胞内部分有 G-蛋白结合区。G-蛋白是鸟苷酸结合调节蛋白的简称，存在于细胞膜内侧，由 α 、β 、γ 三种亚基组成三聚体，静息状态时与 GDP 结合。当受体激活时，GDP－$\alpha\beta\gamma$ 复合物在 Mg^{2+} 参与下，GDP 与胞质中 CTP 交换、CTP－α 亚基与 β 、γ 亚基分离并激活效应器蛋白，同时配体受体分离，α 亚基本身具有 GTP 酶活性，促使 GTP 水解为 GDP，再与 β 、γ 亚基形成 G 蛋白三聚体，恢复原来的静息状态。

2. 配体门控离子通道受体

由离子通道和受体两部分构成药物或内源性配体与受体结合后，受体蛋白构象变化使离子通道开放或关闭，改变细胞膜内外两侧离子流动状态，产生电生理效应。例如，N 胆碱受体由 5 个亚基在细胞膜内基五边形排列围成离子通道，当与乙酰胆碱（ACh）结合时，膜通道开放，膜外的阳离子（以 Na^+ 为主）内流，引起突触后膜的电位变化而产生效应。

3. 具有酪氨酸激酶活性受体

这一类受体由三个部分构成，位于细胞外侧与配体结合的部位，与之相连的跨膜结构，以及细胞内侧的酪氨酸激酶活性部位当时体与受体结合后，受体构象改变，酪氨酸残基被磷酸化，激活酪氨酸化白激酶，诱发一系列细胞内信息传递，产生细胞生长分化等效应。多种生长因子及某些细胞因子的受体属于这一类型，如胰岛素及某些生长因子的受体，本身具有酪氨酸蛋白激酶的活性，称为酪氨酸激酶受体。

4. 细胞内受体

甾体激素、甲状腺激素、维生素 D 及维生素 A 受体是可溶性的 DNA 结合蛋白，其作用是调节某些特殊基因的转录。甾体激素受体存在于细胞质内，与相应的甾体激素结合形成复合物，以二聚体的形式进入细胞核发挥作用。甲状腺素受体存在于细胞核内，均可通过影响 DNA 及 RNA，改变某种活性蛋白而产生效应。细胞核激素受体本质上属于转录因子，激素是这种转录因子的调控物。这类受体触发的效应慢，需若干小时。

（三）受体与药物的相互作用

药物与受体的相互作用，起始于药物与受体结合，进而改变受体的蛋白构型，引发一系列细胞内变化，完成信息逐级转导的过程，最终产生药理效应。

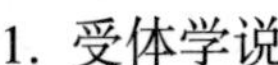

1. 受体学说

（1）占领学说

1926年，Clark首先从定量角度提出占领学说。该学说认为，受体只有与药物结合才能被激活并产生效应，而效应的强度与被占领的受体数目成正比，当受体全部被占领出现最大效应后经不断发展和改进，现认为药物与受体结合不仅要有亲和力，而且还需要内在活性才能激动受体产生效应。只有亲和力而没有内在活性的药物，虽可与受体结合，但不能产生效应。

1956年，Stephenson发现受体不一定要全部结合才产生最大效应，他将产生最大效应时仍未与药物结合的受体称为储备受体。进一步研究发现，内在活性不同的同类药物产生同等强度效应时所占领的受体数目并不相等。药物的量效关系研究表明，激动药占领的受体数目必须达到一定的阈值之后，才能出现效应（作用），也只有达到阈值之后被占领的受体数目增多时，激动药效应（作用）随之增强的现象才能成立。在阈值以下被占领的受体不显现效应，称为沉默受体。

（2）速率学说

1961年，Paton对占领学说予以补充，认为药物效应的强度不只取决于被占领受体的多少，还与药物与受体结合和解离的速率有关。

（3）二态模型学说

该学说认为药物与受体结合通过空间结构和各种近距离作用力的吸引，使受体产生塑性形变，因药物的诱导而逐渐与药物相契合。其中，理论上研讨较深入，影响较大的是二态学说，二态学说认为，受体有活化态（R^*）及失活态（R）两种互变的构态，激动剂可与R^*结合，以一定的函数关系引起效应（E），并促进R向R^*转化；拮抗剂与R结合，并促进R^*向R转化；部分激动剂与R^*及R均可结合。

2. 药物效应和细胞内信号传递

细胞外的信号分子特异地与细胞膜表面的受体结合，刺激细胞产生胞内调节信号，并传递到细胞特定的反应系统应答，这一过程称为细胞跨膜信号传递。经受体传导的跨膜信息传递机制包括识别、传导和效应三个主要环节，即信使物质首先被特异性受体识别，并与之结合，在经过一系列复杂的介导过程，导致细胞内效应器活性的变化，调节细胞的各种活动。

药物与受体结合后，需要细胞内第二信使将获得的相应信息分化、整合并逐级放大传递，才能产生特定的药理效应。最早发现的第二信使是环磷苷（cAMP），此外还有环磷鸟苷（cGMP）、肌醇磷脂、Ca^{2+}等物质。

（四）作用于受体的药物分类

1. 激动药

激动药是对受体既有亲和力又有内在活性的药物，它们能与受体结合并激动受体而产生效应。据其内在活性的大小又分为完全激动剂（$\alpha=1$）和部分激动剂（$\alpha<1$），前者与受体结合具有较强的激动效应；后者仅产生部分激动效应，与完全激动剂同时存在时产生拮抗作用。如吗啡为阿片受体的完全激动剂，而喷他佐辛则为部分激动剂。

2. 拮抗药

拮抗药对受体只有亲和力，但没有内在活性（$\alpha=0$），与受体作用后可以阻断内源性或外源性激动剂的效应，从而发挥药理作用。受体拮抗药可根据其作用方式不同而分为以下两类。

（1）竞争性拮抗药

竞争性拮抗药与激动剂并用时，能使激动剂与受体亲和力降低，但不影响激动剂的内在活性。由于它和受体的结合是可逆的，只要增加激动剂的剂量，就能与拮抗药竞争受体结合部位，最终仍能使激动药量-效曲线的最大效应达到原来的高度。在应用一定剂量的竞争性拮抗药后，激动药的量效曲线平行右移，最大效应不变。竞争性拮抗药的作用强度可用拮抗参数（pA_2）表示，其含义为：当激动药和拮抗药并用时，激动药加倍浓度引起无拮抗药存在时的反应水平，此时该拮抗药的摩尔浓度负对数值为 pA_2。pA_2 值越大，拮抗药的拮抗作用越强。pA_2 还可判断激动药的性质，如两种激动药被同一拮抗药所拮抗，且二者 pA_2 相近，则说明此两种激动药作用于同一受体。

（2）非竞争性拮抗药

非竞争性拮抗药与受体的结合是不可逆的，或者能引起受体的构型改变，从而干扰激动药与受体正常结合，既降低激动剂与受体的亲和力，又降低激动剂的内在活性，可使激动药的量效曲线右移并下移，最大效应降低。

近年来，还提出新的药物类型，如反向激动药。反向激动药对受体失活态（R）的亲和力很高，药物与 R 结合后产生与激动剂相反的效应。在现有的 β 受体阻断药中，有些实际是完全的反向激动药。

（五）受体的调节

受体虽是遗传获得的固有蛋白，但并不是固定不变的，受体数目和反应性会受到各种生理、病理因素或药物的影响。其调节方式有脱敏和增敏两种类型。

1. 受体脱敏

受体脱敏是受体对激动剂的敏感性降低，又称为受体下调。产生脱敏现象的机制可能是：①受体发生可逆性的修饰或构象变化，最常见的是受体被磷酸化，由此产生G蛋向脱耦联等现象；②膜受体内移，膜上受体数目减少；③受体数目下调往往是长期应用受体激动药使受体数目减少，可能由于受体降解加速，或受体生成减少；④在G蛋白耦联型受体还可能由于G蛋白表达减少，降解增多而致；⑤受体亲和力的变化，如大量应用胰岛素后，可使胰岛素受体在结合后处于僵化状态，胰岛素疗效降低，产生胰岛素抵抗；⑥受体内在反应性的变化，反复使用β受体激动剂可使β受体反应钝化，以致腺苷酸环化酶的反应性降低。

2. 受体增敏

受体增敏又称超敏，是与受体脱敏相反的一种现象，可因受体激动剂的水平降低，或长期使用受体拮抗药而造成受体数目增加称为受体上调。如长期使用β受体拮抗药普萘洛尔可使β受体数目增多，突然停药可致“反跳”现象，临床上会有诱发心动过速或心肌梗死的危险，使用时应特别注意。又如，长期应用多巴胺受体拮抗药治疗精神分裂症所诱发的退发性运动障碍，也与多巴胺受体敏感性增强有关。

（六）受体理论与临床用药

受体理论不仅具有重要的理论意义，而且在临床用药中也具有重要的实用价值。受体理论已应用于临床医学的各个学科，在阐述某些疾病的病理生理机制、疾病的诊断、治疗及合理用药方面都取得了丰硕的成果。

1. 与受体异常相关的疾病

目前，已明确某些疾病的病因是受体异常的结果，因受体的数目或反应性变化引起的疾病，称为“受体病”。例如，先天性基因缺陷而缺少雄激素受体的患者，睾丸分泌的雄激素并不少，但男性性器官发育障碍；高血脂蛋白症Ⅱ型的病理机制主要是细胞膜上低密度脂蛋白（LDL）的受体含量很低或异常，以致血液中的LDL不能与细胞膜上的受体结合后再内陷被细胞内溶酶体降解；重症肌无力是一种自身免疫性疾病，机体产生了抗N_2胆碱受体的抗体，患者N_2胆碱受体数目只有正常人的1/10～1/5。因此，临床治疗中除用胆碱酯酶抑制剂外，加用糖皮质激素和免疫抑制剂可提高疗效。

2. 受体调节对药效学的影响

受体增敏时突然停用拮抗药，出现“反跳”现象。低浓度的激动药也会产生强烈的药物反应，与此相反，受体脱敏是药物耐受性和抵抗性产生的原因之一。临床应用药物时应密切观察监护，根据受体调节变化的可能性来考虑用药剂量的调整，考虑是否采取递减剂量，逐步停药，或者改变药物配伍甚至改用其他药物等问题，更大限度地发挥药物的治疗作用，减少不良反应的发生。

在病理状态下，某些受体的特异性会发生变化，从而与过量的非特异配基相作用并产生效应。如患绒毛膜癌时，过量的人绒毛膜促性腺激素可激动促甲状腺激素受体而出现甲状腺功能亢进状态；在肢端肥大症患者体内，过量的生长激素可作用于催乳素受体，从而出现溢乳及闭经等现象。

3. 内源性配体对药效学的影响

经过锻炼的运动员心率较慢，表明心肌上M受体内源性配体乙酰胆碱作用较强，阿托品类药物对运动员心率的影响远大于缺少体育锻炼、心率较快的人群。β受体拮抗药普萘洛尔能减慢心率，对内源性儿茶酚胺高的患者作用显著，故对交感神经过度兴奋、嗜铬细胞瘤所致的窦性心动过速治疗效果好，而且体内儿茶酚胺浓度不高者减慢心率作用不明显。对部分激动药，这方面的影响更值得重视。例如，肌丙抗增压素为血管紧张素Ⅱ受体的部分激动剂，此药仅对高肾素型高血压患者有效，而对肾素水平不高的高血压患者无效，对低肾素型者甚至有升压现象。

以上结果说明，在应用涉及内源性配体的受体拮抗药时必须考虑内源性配体的浓度。在确认内源性配体浓度过高时可适当加大拮抗药的用量，而在病情好转、内源性配体浓度有所减低之后，拮抗药的用量也应及时加以调整，另外，应用内源性配体类似物时，应注意受体的反馈调节对药效的影响。例如，儿茶酚胺类药物除作用于突触后膜受体发挥作用外，又可同时作用于突触前膜受体而减少内源性配体的释放。这种负反馈调节在连续用药时能导致药物疗效的降低，也可能与某些药物的依赖性有关。又如，内源性脑啡肽类物质作用于阿片受体，是一种自身镇痛机制，应用阿片受体激动药能产生镇痛作用，但连续应用时则可通过负反馈使神经元合成释放脑啡肽减少，脑啡肽系统处于异常状态，导致耐受性的产生，镇痛效力减弱，甚至产生依赖性。一旦停用外源性阿片受体激动药，则会出现戒断症状。

4. 联合用药的新概念

过去曾笼统认为，同类药物联合应用时可产生协同作用。但自发现了部分激动药之后，这一概念有了发展，如果两种药物作用于同一受体，而二者的作用强度相差较多，则此二药以常用量合并应用时，不仅不能起协同作用，而且作用弱的药物可能拮抗或减弱强效药物的作用，也就是说，作用相同的药物也可以产生拮抗，受体的异种调节现象也使协同、拮抗的概念有了新的内容。两种作用不同的药物也有可能产生协同作用，如离体实验已证明，M胆碱受体激动药可以增加α肾上腺素受体与其配体的亲和力。因此，在临床用药时要考虑量-效关系和时-效关系，同时必须考虑所用药物与受体、药物与药物之间的关

 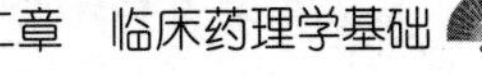

系等方面的影响，以免“意外”的药物协同或拮抗，导致不良后果。

5. 患者整体功能状态的重要性

药物作用的初始作用部位是受体，但受体仅仅是信息转导的第一站，药物效应是经过受体后机制的一系列生化过程，最终导致效应器官（细胞）的功能变化，此种原发效应的表现还受到整体生理功能的制约，通过生理调节机制而产生间接作用。因此，在用药时不能只考虑受体水平的问题，而应该重视受体后机制的有关环节以及能够影响药物作用的一切可能因素，并设法加以控制，才能得到良好的疗效。

第二节 临床药物代谢动力学

临床药物代谢动力学又称为临床药代动力学、临床药动学，是应用药动学的基本原理研究人体对药物作用的一门科学，其研究内容主要包括相互联系的两部分：一是阐明人体内药物的吸收，分布、代谢和排泄过程（简称 ADMF 过程）的规律，其研究资料已成为世界范围新药申请注册的必备条件；二是定量的描述血药浓度随时间变化的特点，根据这些规律和特点拟订个体化给药方案，指导临床合理用药。

临床药物代谢动力学运用数学原理和方法阐释药物在机体内的动态规律，在新药的研究与开发、临床合理用药以及提高医疗质量等方面起着重要作用。

一、药物的跨膜转运

药物分子通过生物膜（或细胞膜）的现象称为跨膜转运。药物在 ADME 过程中要通过各种单层（如小肠上皮细胞）或多层（如皮肤）细胞膜，了解药物通过生物膜的方式和特点是学好药动学的重要基础。

（一）滤过

滤过是指水溶性的极性或非极性药物分子借助于流体静压或渗透压随体液通过细胞膜的水通道而进行的跨膜转运，又称为水溶性扩散或膜孔扩散。一些分子质量小、分子直径小的物质（如水、乙醇、尿素等）常以此种方式在体内进行跨膜转运，其扩散速率与膜两侧的浓度差成正比。

（二）简单扩散

简单扩散是指脂溶性药物通过溶于细胞膜的脂质层，顺浓度梯度通过细胞膜进行的转运，又称为脂溶性扩散。简单扩散是药物转运最常见、最重要的形式，绝大多数药物以此种方式跨膜转运。简单扩散的速度主要取决于药物的油水分配系数和膜两侧的药物浓度梯度油水分配系数（脂溶性）越大、膜两侧的药物浓度梯度越高，扩散就越快。

（三）载体转运

许多细胞膜上具有特殊的跨膜蛋白，控制体内一些重要的内源性物质（如糖、氨基酸、神经递质、金属离子）和药物进出细胞。这些跨膜蛋白称为转运体。转运体介导的药物跨膜转运即称为载体转运。

按转运机制和转运方向的不同，可把药物转运体分为以下两类。第一，摄取性转运体：其主要功能是介导药物向细胞内转运，促进药物的摄取和吸收。常见的摄取性转运体如寡肽转运体、有机阴离子转运体、有机阳离子转运体以及有机阴离子转运多肽等。第二，外排性转运体：依赖 ATP 分解释放的能量将底物逆向泵出细胞，降低底物在细胞内的浓度，故又称为外排泵，主要包括 P-糖蛋白、多药耐药相关蛋白、乳腺癌耐药蛋白、多药及毒性化合物外排转运蛋白等。药物转运体对 ADME 过程的影响与药物疗效、相互作用、不良反应以及肿瘤的多药耐药等密切相关，是临床合理安全用药的重要研究内容。通常，转运体的基因名用斜体字母表示，基因编码的蛋白质用相应转运体名称的英文缩写表示。

转运蛋白的功能受基因型控制，如多药耐药基因是编码 P-糖蛋白（P-gp）的基因，其基因多态性引起的不同基因型具有编码不同 P-糖蛋白的功能，从而影响药物的跨膜转运，另外，细胞膜转运蛋白可被诱导和抑制，当转运蛋白的底物和抑制剂/诱导剂合用时，可产生转运体水平上的相互作用。

载体转运是转运体在细胞膜的一侧与药物或生理性物质结合后，发生构型改变，在细胞膜的另一侧将结合的内源性物质或药物释出的过程。载体转运主要有易化扩散和主动转运两种方式。

1. 易化扩散

是膜蛋白介导的被动扩散，指物质通过膜上的特殊蛋白质（包括载体、通道）的介导、顺电-化学梯度的跨膜转运过程。此种转运的特点是：①顺浓度差、不消耗能量；②需载体参与，存在饱和现象和竞争性抑制现象。氨基酸、葡萄糖、D-木糖、季铵盐类药物和体内的一些离子如 Na^+、K^+、Ca^{2+}等都采用此种转运方式。

2. 主动转运

需要消耗能量，能量可直接来源于 ATP 的水解，或间接来源于其他离子。如 Na^+的电化学梯度。主动转运可逆电化学差转运药物，其特点为：①逆浓度差，消耗能量；②需载

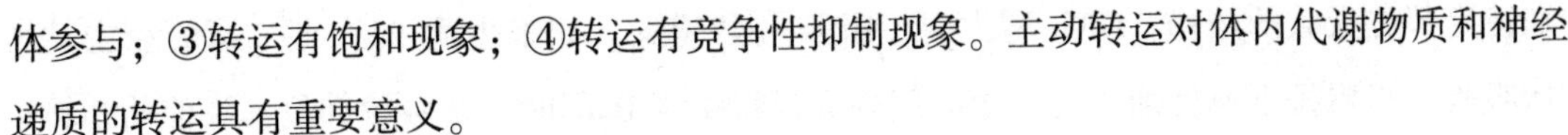

体参与；③转运有饱和现象；④转运有竞争性抑制现象。主动转运对体内代谢物质和神经递质的转运具有重要意义。

（四）膜动转运

细胞膜因具有一定的流动性，时以主动变形将某些物质摄入细胞内或从细胞内释放到细胞外，这个过程称为膜动转运，其中向内摄入为入胞作用，向外释放为出胞作用。摄取固体颗粒时称为吞噬，摄入液体物质时称为胞饮。

二、药物的体内过程

（一）吸收

吸收是指血管外给药后药物从给药部位进入体循环的过程。药物只有进入体循环后才能产生全身的效应，因此，药物的吸收与药物的效应及毒制作用的发生密切相关。通过静脉注射或静脉输注方式给药，药物直接进入体循环，不存在吸收过程。吸收主要发生在消化道（骨、小肠等）、黏膜（口腔、鼻、肺泡、结膜等）和皮肤等部位的上皮细胞。

1. 口服给药

是最为常用的一种给药途径，很多因素可以通过影响药物的吸收速率和吸收程度，进而影响药物的浓度和效应。影响药物经胃肠道吸收的因素如下。

（1）胃肠道 pH 值

绝大多数药物都是弱酸性或弱碱性物质，在消化道 pH 值不同的环境下，药物的解离度会有较大的差异，从而影响药物的吸收，一般情况下，胃液的 pH 值为 1.0 左右，餐后胃液 pH 值可增高至 3.0～5.0。在酸性环境中，弱酸性药物解离少，分子型比例高，有利于药物吸收；弱碱性药物解离多，分子型比例小，吸收少，而肠腔中为弱碱性环境，pH 值约为 7.6，pH 值较高的环境有利于弱碱性药物的吸收。

（2）药物的理化性质

口服药物的脂溶性、解离度等理化性质都可能对其吸收产生影响，药物的吸收可以用 pH 分配假说来解释，即药物的吸收取决于药物在胃肠道中的解离状态和油/水分配系数。大多数药物在肠道内主要以单纯扩散方式进行跨膜转运，一般而言，脂溶性大的分子型药物较易被消化道吸收。

（3）其他

药物由胃至小肠的转运速度称为胃内容物排出速度（Gastric Emptying Rate，GER）。当 GER 增大时，药物到达小肠时间短，药物作用的潜伏期较短，药效发挥得较快。少数在特定部位吸收的药物，GER 增大时，吸收量会减少，如维生素 B_2 在十二指肠经主动转运吸收，当胃排空速度加快时，短时间内大量维生素 B_2 同时到达吸收部位，致使药物转运体达到饱和，部分药物不能被吸收，因此，吸收总量减少。对于这类药物，若饭后服用，GER 减小，可有效避免载体饱和，有利于增加药物的吸收量。

2. 舌下给药

指药物经舌下黏膜吸收后直接进入循环系统的给药方法。一些不宜口服或静脉注射的药物可通过口腔黏膜给药，也能够有效地吸收。其优点是吸收较快，药物经舌下静脉可直接进入体循环，避免肝的首过效应，且无胃肠道的降解作用，给药方便，起效迅速。因此，舌下给药方式特别适合经胃肠吸收时易被破坏或首过效应明显的药物，如硝酸甘油、异丙肾上腺素等。但因舌下吸收面积小，吸收量有限，故舌下给药不能成为常规的给药途径。

3. 直肠给药

是将药物注入直肠或乙状结肠内，经肠壁周围丰富的血管、淋巴管吸收进入体循环，从而发挥局部或全身治疗的作用。其优点在于能够防止药物对上消化道的刺激性；部分药物可避开肝脏的首过效应，提高药物的生物利用度。当药物经肛管静脉和直肠下静脉吸收后进入下腔静脉，可避开首过效应，但药物被吸收后如进入肠上静脉，则可经过门静脉入肝而不能避开首过效应。

（二）分布

药物的分布是指药物进入血液系统后，随体循环到达机体各个器官组织部位的过程。不同药物在同一个体的分布特点各不相同，同一个体的不同器官组织中某一药物的浓度亦有差异，实际上分布并不均匀。通常药物的分布与药物的效应关系密切，分布到作用部位的速度越快，产生效应就越迅速；分布到作用部位的浓度越高，产生的效应就越强。

1. 血浆蛋白结合率

药物进入血液系统后，有一部分可与血浆蛋白结合，形成结合型药物（D_b 表示结合型药物浓度），结合型药物难以透过血管壁到达作用部位产生效应；未与血浆蛋白结合的药物以游离状态存在，即为游离型药物（D_f 表示游离型药物浓度）。通常状态下，结合型药物和游离型药物同时存在于血液中，并以一定比例达到平衡。药物与血浆蛋白结合的程度常以结合药物的浓度与总浓度比值表示，称为血浆蛋白结合率，用 β 表示。

$$\beta = \frac{[D_b]}{([D_b] + [D_f])}$$

药物与血浆蛋白的结合是可逆的，是药物在血浆中的一种贮存形式，使血浆中游离型药物保持一定的浓度和维持一定的时间。药物与血浆蛋白结合具有饱和性，拥有高血浆蛋白结合率的药物其结合率大于90%，当其结合达到饱和时，再增加给药量，可使游离血药浓度剧增，导致药效显著加强；联合用药时，可竞争血浆蛋白的同一结合部位而产生置换，使竞争能力弱的药物（蛋白结合率低）的游离浓度增加，从而效应增强，甚至会产生毒性反应。

2. 生理屏障

体内特殊生理屏障系统对药物分布也有重要影响。

（1）血-脑屏障

血-脑屏障指脑组织的毛细血管内皮细胞紧密连接，无内皮细胞间的小孔和吞饮小泡，且基膜外表面为星形胶质细胞包围。这种结构使药物转运仅以被动转运扩散为主，药物向中枢神经系统分布不仅要穿过内皮细胞，还要穿过血管周围的胶质细胞膜；有机酸或有机碱性药物进入脑组织缓慢；而乙醚、硫喷妥等小分子高脂溶性药物容易通过血-脑屏障。

（2）胎盘屏障

多数药物靠简单扩散由母体转运给胎儿，脂溶性药物如乙醇、巴比妥类及某些抗生素都易于通过胎盘屏障进入胎儿体内。由于胎儿的肝、肾等药物代谢、排泄器官尚未发育成熟，进入胎儿体内的药物只能通过扩散消除，因此，孕妇服药应非常慎重。

3. 药物与组织亲和力

药物与组织亲和力的不同，可能导致药物在体内选择性分布。例如，碘对甲状腺组织有高度选择性，在甲状腺中的浓度不仅高于血浆浓度，且比其他组织要高出约1万倍，故放射性碘可用于甲状腺功能的测定和甲状腺功能亢进的治疗，氯喹在肝内的浓度比血浆中浓度高出700多倍，故常选氯喹治疗阿米巴性肝脓肿。

（三）代谢

药物在体内经代谢催化发生的化学结构的改变称为药物代谢，又称为生物转化。药物被代谢后极性增加、脂溶性降低、水溶性增大，更易从体内清除多数药物代谢后转化为无活性的代谢物（灭活）；少数药物可从原来无活性、弱活性的物质转变为有活性、强活性的代谢物（活化）；有的甚至可能产生毒性。因此，代谢过程并不一定均为解毒作用。

1. 药物代谢的类型

药物代谢的化学反应通常可分为Ⅰ相反应和Ⅱ相反应。

（1）Ⅰ相反应

Ⅰ相反应引入功能团的反应，包括氧化、还原和水解，生成的代谢产物水溶性增加，有利于排出体外。Ⅰ相反应是药物在体内代谢转化的关键性步骤，也是药物从体内消除的限速步骤，可影响药物的许多重要的药动学特性，如药物的半衰期、清除率和生物利用度等。

（2）Ⅱ相反应

Ⅱ相反应主要指药物的结合反应药物或Ⅰ相反应代谢产物的极性基团与内源性物质生成结合物，使药物的水溶性增大，易于排出体外，被认为是药物的重要解毒途径之一。

2. 药物代谢的催化酶

绝大多数药物代谢均需要药物代谢酶的参与，少数药物代谢反应可以自发进行，如在体液环境下，发生水解等化学反应，这些反应不需要酶催化。药物代谢酶分为微粒体酶系和非微粒体酶系两大类。

（1）微粒体酶系

微粒体酶系主要存在于肝细胞或其他细胞（如小肠黏膜、肾、肾上腺皮质等细胞）的内质网膜上，其中，细胞色素 P450 酶（P450 酶）是一组结构和功能相关的超家族基因编码的同工酶，也是人体内含量最丰富、底物最广泛的Ⅰ相药物代谢酶。

P450 酶催化氧化反应的特异性不强，同一种 P450 酶可以催化多种反应，同一代谢反应也可以有多种酶催化，不同药物由同种 P450 酶催化的代谢途径，在合并用药时可能发生竞争性代谢抑制。P450 酶按家族、亚家族和酶三级进行分类和命名：家族用阿拉伯数字表示，如 CYP3。其后的大写英文字母表示亚家族，如 CYP3A，最后的阿拉伯数字表示具体的酶，如 CYP3A4。参与药物代谢的人肝 P450 酶主要有 CYP1A、CYP2C、CYP2D、CYP2E 和 CYP3A 五个亚家族，这些酶承担了 P450 酶系 90%以上的功能和作用。

在药物代谢研究中，要研究的Ⅱ相代谢酶包括葡萄糖醛酸转移酶（UDP-glucuronosyl-transferase，UGT）、硫酸基转移酶（sulfotransferase，SULT）、谷胱苷肽-S-转移酶（glutathione S-transferases，GST）和 N-乙酰化酶（N-acetyltransferases，NAT）。UGT 位于内质网和核膜上，催化药物以及内源性物质（胆红素、胆汁酸、类固醇类激素等）的葡萄糖醛酸化。GST 对亲电复合物，如致癌物和细胞毒性药物的解毒有重要作用。NAT 可使许多芳伯氨基或磺酰胺基的生理活性物质或药物在体内乙酰化。

Ⅱ相代谢酶活性同样会受到联合用药的影响，导致临床用药毒性反应或发生药物间相互作用。例如，酮康唑和伊立替康联用时会导致伊立替康的活性代谢物 SN-38 的浓度升高，进而引起严重的中性粒细胞减少，这是因为酮康为可抑制 SN-38 进一步转化为无活性代谢产物 SN-38G 所需Ⅱ相代谢酶 UGT1AI 和 UGT1 A9 的活性。

（2）非微粒体酶系

非微粒体酶系主要参与内源性物质的代谢，少数药物的代谢也受其催化。非微粒体酶在肝内和血浆、胎盘、肾、肠黏膜及其他组织中均有存在。其不具备 CYP 的特点，催化

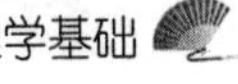

药物的代谢往往具有结构特异性。

3. 药物代谢的影响因素

药物代谢受到遗传、环境、年龄、病理状态以及药物诱导或抑制等多种因素的影响。

（1）遗传因素

遗传因素是药物反应的决定性因素，是药物反应个体差异的根本原因。遗传因素影响药物代谢的最主要表现为药物代谢的多态性，即药物的代谢效率在人群中有显著的差异，这些差异可表现在不同的种族中，也可表现在同一种族的不同人群中。

（2）代谢相互作用

参与药物代谢的 P450 酶的一个重要特性就是可以被诱导或抑制。许多临床常用药物可以对 P450 酶产生诱导或抑制作用，因此，当两种以上的药物合用时就会出现药物间的代谢相互作用。如苯巴比妥与口服抗凝药双香豆素合用时，可使抗凝药的代谢加速而失效；而氯霉素与双香豆素合用时，可使双香豆素的代谢受阻而引起出血。了解人类肝脏中主要的 CYP 家族的作用底物、诱导剂以及抑制剂，便于了解药物的代谢以及在该环节中的相互作用，对指导临床合理用药具有重要的意义。

（3）生理因素

生理、病理、年龄、性别等因素均可对药物代谢产生显著的影响。新生儿的肝脏尚未发育成熟，药物代谢酶系统尚未发育完全。例如，新生儿使用氯霉素容易出现灰婴综合征，原因是新生儿的 UCT 酶活性低，无法使血浆中的氯毒素和足够的葡萄糖醛酸结合而影响其排泄，导致氯霉素在体内蓄积而引起中毒。性别对于代谢的影响主要受激素调控，如女性生长激素可降低 CYP11。从而使与 CYP11 相关的 16α -羟化酶活性降低。

某些导致肝实质细胞受损的疾病可使某些 CYP 酶表达减少或功能下降，故慢性肝病和肝硬化患者使用主要经肝灭活的药物时必须减量慎用。而某些药物，如泼尼松和可的松必须先经 CYP 酶代谢为活性代谢产物才能产生作用，故因肝病导致 CYP 前活性下降时，可的松和泼尼松的作用会减弱。

（四）排泄

排泄指原型药物或其代谢产物通过排泄器官排出体外的过程，这与药物的性质及机体病理生理状态等有关。多数药物通过肾脏由尿排泄，有的药物可通过胆汁分泌入肠道由粪便排出，有的药物还可经肺、唾液腺、乳腺、汗腺等途径排泄。

1. 肾排泄

肾脏是最主要的排泄器官，肾排泄是肾小球滤过、肾小管分泌和肾小管重吸收的总和。

（1）肾小球滤过

肾小球毛细血管通透性大，分子量低于20 000的物质均能通过，游离型药物及药物代谢产物均能通过肾小球滤过进入肾小管。在生理条件下，肾小球滤过率为125ml/min。如果药物只经肾小球滤过并全部从尿中排出，则药物排泄率与滤过率相等。

（2）肾小管分泌

肾近曲小管分泌药物为主动转运过程，包括有机弱酸和有机弱碱两个主动转运系统。两个系统均为非特异性，若有两个分泌机制相同的药物合并使用，可发生竞争性抑制，如丙磺舒属酸性药物。可抑制其他酸性药物如对氨基水杨酸、吲哚美辛、青霉素及甲氨蝶呤的分泌。

（3）肾小管的重吸收

肾小管是脂类屏障，其重吸收上要通过简单扩散脂溶性大的药物易被重吸收，排泄缓慢，相反，一些极性大的为药物如甘露醇则易于排泄。此外，尿液的pH值影响药物的解离度，进而影响药物的重吸收。临床上可利用改变尿液pH值的方法，阻止药物重吸收，加速药物排泄，从而起到解毒的作用。

2. 胆汁排泄

药物自胆汁排泄与肾脏排泄相似，肝脏至少有三个彼此独立的载体主动转运系统，分别转运有机酸类、有机碱类和中性化合物，因此，存在同类药物互相竞争的现象，如丙磺舒抑制利福平及吲哚美辛的胆汁排泄。

经胆汁排入十二指肠的药物，可由小肠上皮细胞吸收，经门静脉返回到肝，重新进入全身循环。有些药物（如苯巴比妥、吲哚美辛、卡马西平、洋地黄毒苷）在肝细胞与葡萄糖醛酸等结合后排入胆汁，随胆汁到达小肠后水解为原型药物，脂溶性增大，故在小肠被重吸收，称为肝-肠循环。

第三章　药物剂型的分类

第一节　液体制剂

一、液体制剂的概述

液体制剂系指药物溶解或分散在适宜的液体分散介质中制成的供内服或外用的液态制剂。

（一）液体制剂的特点

1. 优点

药物分散度大，吸收快，药效迅速，生物利用度高；降低药物刺激性；给药途径广泛；易于分剂量，使用方便，适用于婴幼儿和老年患者；工艺简单。

2. 缺点

易化学降解；非均相液体制剂物理稳定性较差；水性液体制剂易霉变；携带、运输、储存不方便。

（二）液体制剂的质量要求

均相液体制剂应是澄明溶液；非均相液体制剂药物粒子应分散均匀；液体制剂应有一定的防腐能力；液体制剂的包装均应便于患者携带和使用；口服液体制剂应外观良好，口感适宜；外用液体制剂应无刺激性。

（三）液体制剂的分类

1. 按给药途径分类

①内服液体制剂：包括溶液剂、糖浆剂、合剂和滴剂等；②外用液体制剂：包括皮肤用液体制剂，如涂剂、涂膜剂、洗剂和搽剂；腔道用液体制剂，如灌肠剂和灌洗剂；五官

科用液体制剂，如滴鼻剂和滴耳剂；口腔科用液体制剂，如滴牙剂和含漱剂等。

2. 按分散系统分类

①均相液体制剂：为药物以离子或分子形式溶解于溶剂中而成的均匀分散体系，外观澄明，物理稳定性高，包括低分子溶液剂和高分子溶液剂；②非均相液体制剂：为药物以胶粒、液滴或微粒状态分散于液体分散介质中而成的不稳定的多相分散体系，包括溶胶剂、乳剂和混悬剂。

二、液体制剂的溶剂和附加剂

（一）常用溶剂

按介电常数大小，可将溶剂分为极性溶剂、半极性溶剂和非极性溶剂。常用的极性溶剂为纯化水、甘油和二甲基亚砜；半极性溶剂为乙醇、丙二醇和聚乙二醇300～600；非极性溶剂为植物油和液状石蜡等。

（二）常用附加剂

1. 助溶剂

助溶剂多为水溶性低分子化合物，应能与难溶性药物形成可溶性络合物、缔合物或复盐，以增加药物溶解度。例如，茶碱的助溶剂为二乙胺，碘的助溶剂为碘化钾和聚乙烯吡咯烷酮，新霉素的助溶剂为精氨酸，核黄素的助溶剂为苯甲酸钠等。

2. 潜溶剂

使用混合溶剂，可增加药物的溶解度。与水能形成潜溶剂的有乙醇、甘油、丙二醇和聚乙二醇等。例如，洋地黄毒苷注射液以水-乙醇为溶剂，醋酸去氢皮质酮注射液以水-丙二醇为溶剂等。

3. 增溶剂

常用的增溶剂包括聚山梨酯类和聚氧乙烯脂肪酸酯类等表面活性剂，表面活性剂能增大难溶性药物的溶解度，与其能在水中形成“胶束”有关。

4. 防腐剂

液体制剂污染和滋长微生物后会发生理化性质的变化，严重影响制剂质量，并危害人体健康。制剂中加入适宜的防腐剂是行之有效的防腐措施之一。常用的防腐剂有对羟基苯甲酸酯类、苯甲酸和苯甲酸钠、山梨酸和山梨酸钾（钙）、苯扎溴铵、醋酸氯己定及挥发油（薄荷油、桉叶油、桂皮油）等。

5. 矫味剂

①甜味剂：天然甜味剂有蔗糖、单糖浆、桂皮糖浆、橙皮糖浆及甜菊苷等；合成甜味剂有阿司帕坦和糖精钠等。②芳香剂：天然香料为芳香性挥发油及其制剂，有薄荷油、橙皮油、薄荷水及桂皮水等。人造香料有香蕉香精和苹果香精等。③胶浆剂：胶浆剂可增加制剂的稠度，干扰味蕾味觉，如阿拉伯胶浆、明胶胶浆、琼脂胶浆及甲基纤维素胶浆等。④泡腾剂：泡腾剂是采用有机酸和碳酸氢钠的混合物，遇水可产生二氧化碳，麻痹味蕾。

6. 着色剂

使制剂着色，以区分内、外用制剂或提高患者用药的依从性。内服液体制剂采用可食用的天然色素，如甜菜红、姜黄、胡萝卜素、叶绿酸铜钠盐和焦糖等或合成色素，如甜菜红、柠檬黄、靛蓝和胭脂红等；外用液体制剂可采用非食用色素，如品红、伊红和亚甲蓝等。

7. 其他

可根据制剂的需要加入抗氧剂、金属离子络合剂及 pH 值调节剂等。

三、低分子溶液剂

低分子溶液剂系指小分子药物以离子或分子状态分散于溶剂中形成的，可供内服或外用的均相液体制剂，其分散相质点须<1nm。

（一）溶液剂

溶液剂系指药物溶解于溶剂中形成的均相澄明液体制剂，供口服或外用。溶液剂的处方中可加入抗氧剂、助溶剂、矫味剂或着色剂等附加剂。溶液剂可采用溶解法和稀释法制备。

1. 溶解法

制备过程为药物称量—溶解—滤过—质量检查—包装。处方中溶解度较小的药物或附加剂，应先溶解于溶剂中，易挥发性药物应在最后加入。过滤可用普通滤器、垂熔玻璃滤器及砂滤棒等。

2. 稀释法

稀释法系先将药物制成高浓度溶液或将易溶性药物制成浓储备液，再用溶剂稀释至需要浓度。

（二）糖浆剂

糖浆剂系指含药物或芳香物质的浓蔗糖水溶液。纯蔗糖的近饱和水溶液称为单糖浆，浓度为85%（g/mL）或64.7%（g/mL），用作矫味剂和助悬剂。

1. 糖浆剂的特点

甜度大，能掩盖药物不良臭味，易于服用，受儿童欢迎；糖浆剂中蔗糖浓度高时，渗透压大，可抑制微生物的生长繁殖；但蔗糖浓度低时，易滋长微生物，须加防腐剂，如苯甲酸钠或对羟基苯甲酸酯等。

2. 糖浆剂的质量要求

含糖量应符合规定，制剂应澄清，在储存期间不得有酸败、异臭、产气及其他变质现象。含药材提取物的糖浆剂，允许含少量轻摇即散的沉淀。

3. 糖浆剂的制备方法

①热溶法：该法是将蔗糖溶于沸水中，降温后加入药物及其他附加剂，搅拌溶解、滤过，再通过滤器加蒸馏水至全量，分装即得。其特点为溶解速度快，制备过程中不易污染微生物。但糖浆剂颜色易变深，适用于对热稳定的药物和有色糖浆的制备。②冷溶法：该法是将蔗糖溶于冷水或含药的溶液中制成糖浆剂的方法。特点是糖浆剂不变色，但制备时间较长，容易污染微生物，适用于热不稳定或挥发性药物。③混合法：系将药物与单糖浆储备液均匀混合制备糖浆剂的方法。

（三）芳香水剂

芳香水剂系指含芳香挥发性药物（多为挥发油）的饱和或近饱和水溶液。可用作矫味剂，也可发挥治疗作用。用乙醇和水的混合溶剂制成的含较大量挥发油的溶液，称为浓芳香水剂。制备方法为溶解法、稀释法和蒸馏法。

其他低分子溶液剂还包括甘剂、酯剂和酐剂等。

四、高分子溶液剂

高分子溶液剂系指高分子化合物溶解于溶剂中制成的均相液体制剂。以水为溶剂时，称为亲水性高分子溶液剂，亦称胶浆剂。分散相质点大小为1～100nm，属热力学稳定的胶体分散体系。

（一）高分子溶液剂的性质

1. 高分子的荷电性

水溶液中高分子化合物因解离而带电，带正电荷的有琼脂及碱性染料（亚甲蓝、甲基紫）等；带负电荷的有淀粉、阿拉伯胶、西黄蓍胶、海藻酸钠及酸性染料（伊红、靛蓝）等；随pH不同，蛋白质水溶液可带正电荷、负电荷或不带电荷。

2. 高分子溶液的黏度

高分子溶液是黏稠性可流动液体，其黏度与高分子化合物的分子量有关。

3. 高分子溶液的渗透压

亲水性高分子溶液的渗透压较高，其大小与高分子溶液的浓度有关。

4. 胶凝现象

一些亲水性高分子溶液如琼脂水溶液或明胶水溶液，在温热条件下呈现可流动的黏稠液体状态；但当温度降低时，高分子之间可形成网状结构，水被全部包含在网状结构中，形成不流动的半固体状物，称为凝胶，形成凝胶的过程称为胶凝。凝胶失去网状结构中的水分时，体积缩小，形成的干燥固体称为干胶。

5. 高分子的聚结现象

高分子化合物含有大量亲水基，其周围形成牢固的水化膜，可阻止高分子化合物分子之间的凝聚，使高分子溶液处于稳定状态。当向溶液中加入大量电解质时，由于电解质强烈的水化作用，破坏了水化膜，可使高分子化合物凝结而沉淀，这一过程称为盐析。若加入脱水剂，如乙醇或丙酮等，也可因脱水而析出沉淀。高分子溶液在放置过程中，可自发地凝结而沉淀，称为陈化现象。由于 pH、盐类、射线及絮凝剂等的影响，高分子化合物可发生凝结，称为絮凝现象。带相反电荷的两种高分子溶液混合时，由于相反电荷中和而产生凝结沉淀，如复凝聚法采用阿拉伯胶和明胶制备微囊就是利用这一原理。

（二）高分子溶液剂的制备

高分子溶解过程即溶胀过程，包括有限溶胀和无限溶胀。有限溶胀是指水分子渗入到高分子化合物分子间的空隙中，与高分子中的亲水基团发生水化作用，高分子空隙间充满了水分子而使体积膨胀。无限溶胀指有限溶胀后，高分子空隙间的水分子降低了高分子间的范德华力，使高分子化合物完全分散在水中而形成高分子溶液。有限溶胀须浸泡适宜的时间，无限溶胀则常须搅拌或加热等方法才能完成。

五、溶胶剂

溶胶剂系指固体药物微细粒子分散在水中形成的非均相液体制剂。分散相质点为多分子聚集体，大小为 1～100nm。

溶胶剂具有双电层结构，有电泳现象；有 Tyndall 效应；属动力学和热力学不稳定系统；加入少量电解质或脱水剂，即可产生浑浊或沉淀。向溶胶剂中加入亲水性高分子溶液可提高溶胶剂的稳定性，形成保护胶体。溶胶剂可采用分散法和凝聚法制备。

六、混悬剂

混悬剂系指难溶性固体药物以微粒状态分散于液体分散介质中形成的非均相液体制剂。混悬剂的微粒粒径一般在 0.5～1.0μm 。所用分散介质多为水，也可用植物油。毒剧药或剂量小的药物，不宜制成混悬剂。

（一）混悬剂的质量要求

粒子大小应适宜给药途径；有适宜黏度，粒子沉降速度应缓慢，沉降后不结块，经振摇可均匀分散；药物化学性质稳定；内服混悬剂应适口，外用混悬剂应易涂布。

（二）混悬剂的物理稳定性

混悬剂属于动力学和热力学均不稳定的粗分散系。

1. 混悬粒子的沉降：混悬剂中的微粒由于重力作用，静置时会自然沉降，沉降速度服从 Stoke′s 定律：

$$V = [2r^2(\rho_1 - \rho_2)]g/9\eta$$

式中，V 为沉降速度，r 为微粒半径，ρ_1、ρ_2 为微粒和介质的密度，g 为重力加速度，η 为分散介质的黏度。由 Stoke′s 公式可见，微粒沉降速度与微粒半径平方、微粒与分散介质的密度差成正比，与分散介质的黏度成反比。要减小微粒的沉降速度，提高混悬剂动力学稳定性，须减小微粒的粒径，加入高分子助悬剂以增加分散介质的黏度，减小微粒与分散介质之间的密度差。

2. 微粒的荷电与水化

混悬剂中的微粒具有双电层结构，即有 ξ 电位，可使微粒间产生排斥作用。同时，由于微粒周围存在水化膜，可阻止微粒间的聚结，使混悬剂稳定。

3. 絮凝与反絮凝：加入适当的电解质，使 ξ 电位降低，可减小微粒间的斥力。ξ 电位降低到一定程度后，混悬剂中的微粒形成疏松的絮状聚集体，这一过程称为絮凝，加入的电解质称为絮凝剂。絮凝状态的特点是：沉降速度快，有明显的沉降面，沉降体积大，经振摇后能迅速恢复均匀的混悬状态。向絮凝状态的混悬剂中加入电解质，使絮凝状态变为非絮凝状态的过程称为反絮凝，加入的电解质称为反絮凝剂，反絮凝剂与絮凝剂均为相同的电解质。

4. 微粒的长大

对于难溶性药物，如粒径小则溶解度大，粒径大则溶解度小。当混悬剂的微粒大小不均时，在放置过程中，小微粒可不断溶解，数目不断减少，大微粒则不断长大，微粒的沉降速度加快，混悬剂的稳定性降低。

（三）混悬剂的稳定剂

1. 润湿剂

润湿剂系指能增加疏水性药物微粒被水润湿能力的附加剂。常用润湿剂为 HLB 值在 7～11的表面活性剂，如聚山梨酯类、聚氧乙烯脂肪醇醚类或泊络沙姆等。

2. 助悬剂

助悬剂系指能增加分散介质的黏度以降低微粒的沉降速度或增加微粒亲水性的附加剂。

（1）低分子助悬剂：如甘油及糖浆剂等。

（2）高分子助悬剂：天然高分子助悬剂有阿拉伯胶、西黄蓍胶、海藻酸钠及琼脂等；合成或半合成高分子助悬剂有纤维素衍生物、聚维酮、卡波姆及葡聚糖等。

（3）触变胶：塑性流动和假塑性流动的高分子水溶液具有触变性，加入混悬剂中使其静置时形成不流动的凝胶，防止微粒沉降，振摇后变为可流动的液态，不影响使用。

（四）混悬剂的制备

1. 分散法

该法是将粗颗粒的药物分散成符合混悬剂微粒要求的分散程度，再分散于分散介质中制成混悬剂的方法。小量制备可用乳钵，大量生产可用乳匀机、胶体磨等机械。

2. 凝聚法

①物理凝聚法：将药物制成热饱和溶液，在搅拌下加至另一种不同性质的液体中，使快速结晶，再分散于适宜介质中制成混悬剂；②化学凝聚法：两种原料发生化学反应生成难溶性药物微粒，再混悬于分散介质中制成混悬剂。

（五）混悬剂的质量评价

包括微粒大小、沉降容积比、絮凝度、ξ 电位、重新分散试验及流变学性质等。

七、乳剂

乳剂系指互不相溶的两相液体混合，其中一相液体以液滴状态分散于另一相液体中形成的非均相液体制剂。形成液滴的液体称为内相、分散相或非连续相，另一相液体则称为外相、分散介质或连续相。乳剂中水或水性溶液为水相，用 W 表示；另一相为油相，用 O 表示。

（一）乳剂的分类

按照乳滴粒径大小分类：普通乳（1～100μm）、亚微乳（0.1～1μm）和纳米乳（10～100nm）；按照内外相性质不同分类：水包油型（O/W）和油包水型（W/O）。复乳可分为水包油包水型（W/O/W）和油包水包油型（O/W/O）。乳剂类型可用稀释法、电导法、染色法或滤纸润湿法进行鉴别。

（二）乳剂的特点

分散度大，药物吸收快，生物利用度高；O/W 型乳剂可掩盖药物的不良臭味；剂量准确；静脉注射乳剂具有靶向性；外用乳剂能改善药物对皮肤、黏膜的渗透性。

（三）乳剂的附加剂

乳剂的附加剂包括乳化剂、增稠剂、矫味剂及防腐剂等。

1. 乳化剂的基本要求

乳化剂应有较强的乳化能力，能在乳滴周围形成牢固的乳化膜，无毒、无刺激。

2. 乳化剂的种类

（1）表面活性剂类乳化剂：阴离子型表面活性剂，如十二烷基硫酸钠、硬脂酸钠、硬脂酸钾、油酸钠和油酸钾等和非离子型表面活性剂，如脱水山梨醇脂肪酸酯类、聚山梨酯类、聚氧乙烯脂肪酸酯类和聚氧乙烯脂肪醇醚类等。

（2）天然乳化剂：包括阿拉伯胶、西黄蓍胶、明胶和卵磷脂等。

（3）固体微粒乳化剂：包括 O/W 型乳化剂，如氢氧化镁、氢氧化铝、二氧化硅、皂土等和 W/O 型乳化剂，如氢氧化钙、氢氧化锌和硬脂酸镁等。

（4）辅助乳化剂：指能提高乳剂的黏度，并能增强乳化膜的强度，与其他乳化剂合用能增加乳剂稳定性的物质。可增加水相黏度的辅助乳化剂有纤维素衍生物、阿拉伯胶、西黄蓍胶和黄原胶等；可增加油相黏度的辅助乳化剂有单硬脂酸甘油酯、硬脂酸、硬脂醇、鲸蜡醇和蜂蜡等。

（四）乳剂的制备

1. 乳剂的制备方法

①干胶法：又称油中乳化剂法。先将乳化剂与油相研匀，按比例加水，用力研磨制成初乳，再加水稀释至全量，混匀即得。本法中，制备初乳是关键。②湿胶法：又称水中乳

化剂法。先将乳化剂分散于水中，再将油相加入，用力研磨制成初乳，再加水稀释至全量，混匀即得。本法也须制备初乳。③机械法：将油相、水相和乳化剂混合后，用乳化机械制成乳剂。乳化机械主要有搅拌乳化装置、乳匀机、胶体磨合超声波乳化器。④其他方法：包括新生皂法、两相交替加入法及二步乳化法等。

2. 乳剂中药物的加入方法

若药物溶于油相或水相，可将药物溶解后再制成乳剂；若药物在两相中均不溶，可用亲和性大的液相研磨药物，再制成乳剂，也可将药物先用少量已制成的乳剂研细再与剩余乳剂混匀。

（五）乳剂的稳定性

乳剂属热力学不稳定的非均相分散体系。

1. 分层

系指乳剂放置后出现分散相粒子上浮或下沉的现象，又称乳析。振摇后，乳剂可重新分散均匀。

2. 絮凝

乳剂中分散相的乳滴形成可逆的疏松聚集体的现象。

3. 转相

由于某些条件的变化，乳剂类型发生改变的现象。

4. 合并与破裂

合并系指乳剂中的小乳滴周围的乳化膜被破坏而导致乳滴变大的现象。变大的乳滴进一步合并，最后导致油水两相彻底分离的现象称为破裂。

5. 酸败

乳剂污染和滋长微生物后变质的现象。

八、合剂与口服液

合剂系指以水为溶剂，含有一种以上药物成分的内服液体制剂。合剂的溶剂主要是水，有时为了增加药物的溶解可加入少量的乙醇。合剂中可酌加矫味剂、着色剂和防腐剂。合剂包括溶液型、混悬型及乳剂型的液体制剂。

口服液为单剂量包装的合剂，但必须是澄明溶液或允许含有极少量的一摇即散的沉淀物，如吡拉西坦口服溶液、藿香正气口服液及活力苏口服液等。

九、洗剂

洗剂系指专供清洗或涂抹无破损皮肤的外用液体制剂。洗剂一般轻轻涂于皮肤或用纱布蘸取敷于皮肤上，有消毒、消炎、止痒、收敛和保护等局部作用。洗剂分散介质为水和乙醇，如酮康唑洗剂。

十、搽剂

搽剂系指专供揉搽无破损皮肤的液体制剂，有镇痛、收敛、保护、消炎和杀菌等作用。搽剂也可涂于敷料上贴于患处。分散介质为乙醇、植物油及液状石蜡等，如酮洛芬搽剂、麝香祛痛搽剂和骨友灵搽剂等。

第二节　灭菌制剂与无菌制剂

一、灭菌制剂与无菌制剂

灭菌制剂系指采用物理或化学方法杀灭或除去所有活的微生物的药物制剂；无菌制剂系指在无菌环境中采用无菌操作法或无菌技术制备的不含任何活的微生物的药物制剂。

灭菌制剂与无菌制剂包括注射剂、眼用制剂、植入剂、创面用制剂和手术用制剂等。

二、灭菌法

灭菌法是指采用物理或化学方法杀灭或除去物料中所有微生物的繁殖体和芽孢的技术。药剂学中的灭菌既要杀灭或除去微生物，又要保证药物制剂的稳定性、有效性和安全性。

（一）物理灭菌法

1. 干热灭菌法

①火焰灭菌法，该法系指直接在火焰中烧灼进行灭菌的方法，特点是简便、迅速、可靠，适用于耐烧灼材质的物品如金属、玻璃及瓷器等的灭菌；②干热空气灭菌法，该法是指在高温干热空气中灭菌的方法。由于干燥空气导热能力差，故需长时间高热才能达到灭菌目的。不同的温度灭菌过程所需的时间也不同：140℃必须在3h以上，160～170℃在2h以上，260℃为45min。

2. 湿热灭菌法

该法是在含水分的环境中加热灭菌的方法。①热压灭菌法：是指用压力大于常压的热饱和水蒸气杀灭微生物的方法。蒸气潜热大，穿透力强，灭菌效率高。湿热灭菌一般条件为 116℃，40min；121℃，30min；126℃，15min。凡能耐湿热的药物制剂、玻璃容器、金属容器、瓷器、橡胶塞及膜滤过器等均能采用此法。②流通蒸气灭菌法：是指在常压下，用 100℃流通蒸气杀灭微生物的方法。通常情况下，灭菌时间为 30～60min。③煮沸灭菌法：是把待灭菌物品放入沸水中加热灭菌的方法，通常煮沸 30～60min。

3. 射线灭菌法

①辐射灭菌法：以放射性核素产生的 γ 线灭菌的方法。特点是不升高灭菌产品的温度，穿透性强，可带包装灭菌；该法适合于激素、肝素、维生素、抗生素、医疗器械及高分子材料等的灭菌。②紫外线灭菌法：用紫外线照射杀灭微生物的方法，灭菌力最强的波长是 254nm。紫外线直接照射后，可使空气中产生微量臭氧，进而达到杀菌效果。但紫外线穿透力差，只适用于表面灭菌、无菌室的空气灭菌及蒸馏水的灭菌。③微波灭菌法：利用微波产生的热量杀灭微生物的方法。

4. 滤过除菌法

利用除菌滤过器，以滤过方式除去活或死的微生物的方法。除菌滤膜的孔径一般不超过 $0.22\mu m$，适用于对热非常不稳定的药物溶液、气体及水等的除菌。

（二）化学灭菌法

1. 气体灭菌法

利用化学消毒剂产生气体杀灭微生物的方法，常用的包括环氧乙烷、甲醛、臭氧及气态过氧化氢等杀菌性气体。

2. 药液法

利用杀菌剂药液杀灭微生物的方法，常用的有 75%乙醇、2%煤酚皂溶液及 0.1%～0.2%苯扎溴铵溶液等。

3. 无菌操作法

无菌操作法是指在无菌条件下制备无菌制剂的操作方法。无菌操作的环境及一切用具、材料等均须按灭菌法灭菌。无菌操作时，须在无菌操作室或无菌柜内进行。

4. 无菌检查法

无菌检查法是指检查药品与辅料是否无菌的方法。经灭菌或无菌操作法处理后的制剂，必须经过无菌检查法检验证实已无活微生物后，方可使用。

三、注射剂

注射剂系指药物与适宜的溶剂或分散介质制成的供注入体内的溶液、乳状液或混悬液，及供临用前配成或稀释成溶液或混悬液的粉末或浓缩液的无菌制剂。

（一）注射剂的分类

按分散系统分类，注射剂可分为四类。

1. 溶液型注射剂

用水、油或其他非水溶剂制成，如氯化钠、氨茶碱、维生素 C、维生素 E 及黄体酮等注射剂。

2. 混悬型注射剂

在水中微溶、极微溶解或几乎不溶的药物或注射后要求延长药效的药物，可制成水性或油性的混悬液，混悬型注射剂一般仅供肌内注射，如鱼精蛋白胰岛素注射剂及醋酸可的松注射剂等。

3. 乳剂型注射剂

油类或油溶性药物均可制成乳剂型注射剂，如静脉脂肪乳注射剂。

4. 注射用无菌粉末

亦称粉针剂，为药物的无菌粉末或采用冻干技术制成的疏松块状物，临用前加灭菌注射用水溶解或混悬后注射，如青霉素 G 钾、阿奇霉素及多肽类药物等。近年来，出现了脂质体注射剂、聚合物胶束注射剂、微球注射剂和纳米粒注射剂等靶向及长效注射剂。

（二）注射剂的特点

1. 优点

作用迅速、可靠，可准确发挥局部定位作用或长效作用。注射剂适用于不能口服的患者及不宜口服的药物。

2. 缺点

注射剂的研制和生产过程复杂，质量要求高，成本较高；安全性差，使用不当易发生危险；注射时可致疼痛，使用不便，患者依从性差。

（三）注射剂的质量要求

1. 无菌

2. 无热源

3. 澄明度

溶液型注射剂不得有肉眼可见的混浊或异物。进行不溶性微粒检查时，除另有特殊规定外，小针剂每个供试品容器（份）中含 $10\mu m$ 以上的微粒不得超过 6000 粒，含 $25\mu m$ 以

 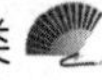

上的微粒不得超过600粒。

4. 渗透压

通常情况下，注射剂的渗透压须与血浆的渗透压相等或接近。脊椎腔内注射液必须等渗，静脉输液应等渗或稍偏高渗或等张。

5. pH值

pH值应尽可能与血液的pH值相近，其允许的pH值范围为4～9。

6. 安全性

注射剂不应对组织产生刺激或毒性反应，不能产生溶血或使血浆蛋白沉淀。

7. 稳定性

具有必要的物理和化学稳定性。

8. 降压物质

有些注射剂，如复方氨基酸注射剂，其降压物质必须符合相关规定。

（四）注射剂的给药途径

1. 静脉注射

有推注与滴注两种方法。推注可用于急救，一般推注体积不能超过50mL；滴注多用于常规治疗，输液量不限。油溶液型和混悬型注射剂不能用于静脉注射。

2. 肌内注射

水、油溶液、混悬液及乳状液均可用于肌内注射，注射量不宜超过5mL。

3. 脊椎腔注射

pH值及渗透压应与脑脊液相等，只能用水溶液，注射量不超过10mL。

4. 皮下注射

注射于真皮和肌肉之间，一般为水溶液，注射量为1～2mL。皮下注射时，药物吸收较慢。

5. 皮内注射

注射于表皮与真皮之间，注射量为0.1～0.2mL，主要用于过敏性试验及疾病诊断。

6. 其他

包括动脉内注射、心内注射、穴位注射及关节腔内注射等。

（五）注射剂的处方组成

注射剂的处方主要包括主药、溶剂和附加剂。

1. 注射用原料

配制注射剂必须使用符合《中国药典》或相应的国家药品质量标准要求的注射用原料药。

2. 注射用溶剂

（1）注射用水：注射用水系指将纯化水经蒸馏法或反渗透法制得，可供注射使用的水。注射用水应无热源。注射用水的制备方法：蒸馏法是在纯化水的基础上，制备注射用水最可靠的方法。小量生产时，一般采用塔式蒸馏水器。大量生产时，常用多效蒸馏水器。综合法制备注射用水的流程为：自来水→砂滤器→药用炭过滤器→饮用水→细过滤器→电渗析或反渗透装置→阳离子树脂床→脱气塔→阴离子树脂床→混合树脂床→纯化水→多效蒸馏水机或气压式蒸馏水机→热储水器（80℃）→注射用水。

（2）注射用油：注射用油应无异臭、无酸败；色泽不得深于黄色 6 号标准比色液，10℃时应澄明，应符合碘值、酸值和皂化值的要求。常用的注射用油为芝麻油、大豆油及茶油等。

（3）其他注射用溶剂：水溶性非水溶剂有乙醇、甘油、丙二醇、聚乙二醇 300 及聚乙二醇 400 等；油溶性非水溶剂有苯甲酸苄酯和油酸乙酯等。

3. 注射剂的附加剂

注射剂中应用附加剂的目的是增加药物的溶解度、物理和化学稳定性，减轻注射时疼痛及抑制微生物生长。常用的附加剂是：①等渗调节药：常用氯化钠和葡萄糖。②pH 调节药：常用盐酸、氢氧化钠、碳酸氢钠和磷酸盐缓冲对等。③抑菌药：用于多剂量注射剂及不经灭菌的无菌操作制剂，静脉和脊椎注射的产品不得添加抑菌药。常用苯甲醇、三氯叔丁醇、硝酸苯汞及对羟苯甲酸酯类等。④抗氧药：常用亚硫酸氢钠、焦亚硫酸钠及硫代硫酸钠。金属螯合剂常用 EDTA·2Na，惰性气体常用二氧化碳或氮气。⑤局部止痛药：常用苯甲醇及三氯叔丁醇等。⑥表面活性药：发挥增溶、润湿和乳化等作用，常用聚山梨酯 80 及卵磷脂。⑦助悬药：常用明胶、甲基纤维素及羧甲基纤维素钠等。⑧其他：根据具体产品的需要，注射剂中可加入特定的稳定剂，如肌酐或苷氨酸等；填充剂，如乳糖或甘露醇等（冷冻干燥制品中）；保护剂，如乳糖、蔗糖或麦芽糖等（蛋白类药物中）。

（六）热源

热源系指微生物产生的细菌内毒素，由磷脂、脂多糖和蛋白质组成，其中脂多糖是致热中心。热源进入人体后，可引起发冷、寒战、发热及恶心、呕吐等反应，严重者体温可升至 42℃，出现昏迷、虚脱，甚至发生生命危险。

热源可通过溶剂、原料、容器、用具、管道、装置、制备过程以及临床应用过程等污染药物制剂。

热源的性质与除去热源的方法：

1. 水溶性

热源溶于水，故水性注射液易污染热源。

2. 滤过性

热源可以通过一般滤器和微孔滤器，但超滤装置可将其除去。

3. 吸附性

热源在水溶液中可被药用炭、石棉或白陶土等吸附后过滤而除去，药液可利用此法除热源。

4. 耐热性

热源具有一定耐热性，但仍可被高温破坏。当以 100℃加热 1h 时，热源不分解；但 100℃加热 3～4h、200℃加热 60min 或 250℃加热 30～45min 时，可使热源彻底破坏。玻璃制品或金属制品等，均可用此法破坏热源。

5. 不挥发性

热源能溶于水但不挥发。因此，制备注射用水时，须经多次蒸馏除去热源。

6. 耐酸、耐碱及耐氧化性

热源能被强酸、强碱及强氧化剂破坏，玻璃制品可用此法去除热源。除去热源的方法还有凝胶滤过法及反渗透法等。

四、输液

输液系指由静脉滴注输入体内的大剂量注射剂，一次给药体积多为 100mL 以上。输液的基本要求与安瓿注射剂相似，无菌、无热源及澄明度均有严格要求。

（一）输液的分类及临床用途

1. 电解质输液

如乳酸钠、氯化钠、复方氯化钠及碳酸氢钠等注射液，用于补充体内水分及电解质，纠正酸碱平衡等。

2. 营养输液

如糖类（葡萄糖、果糖、木糖醇等）、氨基酸及脂肪乳注射液等，用于补充体液、营养及热能，适于不能口服的患者。

3. 胶体输液

如右旋糖苷及羟乙基淀粉注射液等，可调节体内渗透压。

4. 含药输液

含有治疗药物的输液，如替硝唑输液。

（二）质量要求

1. 无菌

2. 无热源

3. pH 值

尽可能与血浆的 pH 值相近，其允许 pH 值范围为 4～9。

4. 渗透压

应等渗或稍偏高渗，不能低渗；临床治疗中，须采用高渗溶液时，可选择高渗注射剂；有些药物的输液，须与红细胞膜等张。

5. 澄明度

不得有肉眼可见的浑浊（乳剂型除外）或异物。进行不溶性微粒检查时，除另有特殊规定外，1mL 中含 10μm 以上的微粒不得超过 25 粒，含 25μm 以上的微粒不得超过 3 粒。

6. 不得添加抑菌剂

7. 不能含有引起过敏反应的异性蛋白及降压物质

五、注射用无菌粉末

注射用无菌粉末也称粉针剂，系指由药物制成的，供临用前用适宜的无菌溶剂或溶液配成溶液或均匀混悬液的无菌固体粉末或块状物。在水溶液中很不稳定的药物，特别是一些对湿热十分敏感的抗菌类药物及酶或血浆等生物制品，宜制成粉针剂。注射用无菌粉末分为注射用无菌分装产品和注射用冻干制品两类。

（一）注射用无菌分装产品

用适当的精制方法，如重结晶法或喷雾干燥法，制得无菌粉末原料；在无菌操作条件下，将其分装于灭菌的容器内密封。无菌分装产品易发生的问题有装量差异、澄明度与无菌问题。

（二）注射用冻干制品

将药物与附加剂用适当的方法制成无菌药液，在无菌操作条件下，分装于灭菌容器中，降温冻结成固体；然后，低温抽真空使溶剂水从冷冻的固态直接升华成气体，而使药物干燥成疏松的块状或粉末状产品。

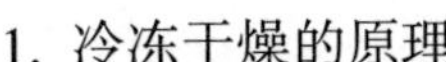

1. 冷冻干燥的原理

利用水在低温（水的冰点以下）低压（接近于真空）下的升华原理，使药液中的水分从固态直接升华为气态而除去。该法适合于遇湿热不稳定药物的干燥。

2. 冷冻干燥的工艺过程

工艺流程为药液→预冻（药液共熔点以下 10～20℃）→减压（接近于真空）→升华干燥→再干燥→成品。

六、眼用无菌液体制剂

眼用无菌液体制剂系指供洗眼、滴眼或眼内注射，以治疗或诊断眼部疾病的无菌液体制剂，分为滴眼剂、洗眼剂和眼内注射剂。

滴眼剂系指药物制成可供滴眼用的澄明溶液、乳状液或混悬液，可发挥消炎杀菌、散瞳缩瞳、降低眼压、治疗白内障、诊断以及局部麻醉等作用。通常以水为分散介质。

药物滴入眼睛后，可通过角膜途径和结膜途径吸收。

（一）滴眼剂的质量要求

1. 可见异物

不得有肉眼可见的玻璃屑、纤维和其他不溶性异物。

2. 无菌

供角膜等外伤治疗或手术用的滴眼剂，必须无菌。对出于其他目的使用滴眼剂的，须按药典微生物限度法检查并符合规定，不得检出绿脓杆菌和金黄色葡萄球菌。

3. pH 值

pH 值 6～8 时，眼睛无不适感；眼睛可耐受的 pH 值范围为 5.0～9.0。

4. 渗透压

应与泪液的渗透压相等或相近似，实际工作中，0.8%～1.2%的氯化钠溶液对眼无刺激。

5. 粒度

混悬型滴眼剂中，50μm 的粒子不得超过 10%，15μm 以下的粒子不得少于 90%。

（二）滴眼剂的处方成分

1. pH 值调节剂

磷酸盐缓冲液、硼酸盐缓冲液及硼酸溶液等。

2. 渗透压调节剂

氯化钠、硼酸、葡萄糖及硼砂等。

3. 抑菌剂

硝酸苯汞、苯扎氯铵、苯扎溴铵、氯己定、三氯叔丁醇、苯氧乙醇、山梨酸和对羟苯甲酸酯类。用于眼外伤和眼部手术的滴眼剂，则不能添加抑菌剂。

4. 黏度调节剂

甲基纤维素、聚乙烯醇、聚乙二醇及聚维酮等。

（三）滴眼剂的制备

1. 用于外伤和手术的滴眼剂

按安瓿剂的生产工艺制备，分装于单剂量容器中密封或熔封，最后灭菌。对于主药不稳定者，应按照严格的无菌操作法制备。

2. 一般滴眼剂

可将用具与容器以适当的方法清洗后，灭菌备用；然后，在无菌环境中配制药液、分装，并可加入适量抑菌药。滴眼剂的灌装多采用减压灌装，容器为玻璃瓶、软塑料瓶和硬塑料瓶。

第三节　固体制剂与半固体制剂

一、固体制剂

（一）概述

1. 固体剂型的吸收过程

口服或腔道用固体剂型中药物的吸收过程如下：固体制剂→崩解（或分散）→溶出→吸收。口服药物的胃肠道吸收以被动扩散为主，故药物从剂型中溶出的速度是吸收的限速过程。

2. 固体剂型的溶出

对多数固体剂型而言，可用 Noyes-Whitney 方程描述药物溶出的规律。

Noyes-Whitney 方程：$dc/dt = kS(C_s - C)$

$$\text{Nemst-Noyes-Whitney 方程：} dc/dt = DS(C_s - C)/Vh$$

式中，dc/dt 为溶出速率；D 为药物在溶出介质中的扩散系数；V 为溶出介质的体积：h 为扩散层厚度；S 为药物与介质接触的表面积；C_s 为药物的溶解度；C 为时间 t 时溶液的浓度。

当溶出药物迅速吸收，$C_s > C$ 时，Noyes-Whitney 方程可简化为：

$$dc/dt = kSCs$$

上式表明，药物从固体剂型中的溶出速率，与药物粒子的表面积及溶解度成正比。故制剂的分散度或崩解程度越大，药物溶出越快，吸收越快。口服固体剂型吸收的快慢顺序是散剂>颗粒剂>胶囊剂>片剂>丸剂。

（二）散剂

散剂系指药物与适宜辅料经粉碎、均匀混合后制成的干燥粉末状制剂，可供内服或外用。

1. 散剂的分类与特点

（1）散剂的分类

按组成药味的多少，可将散剂分为单散剂与复方散剂；按剂量，可将其分为分剂量散与不分剂量散；按用途，可将其分为内服散、外用散、溶液散、煮散及眼用散等。

（2）散剂的特点

比表面积大、起效快；外用覆盖面大，具保护和收敛作用；制备工艺简单；剂量易控制，便于小儿服用；储存、运输及携带方便。但散剂的稳定性较其他固体剂型差。

2. 散剂的制备

散剂制备的一般工艺流程是物料→前处理→粉碎→过筛→混合→分剂量→质检→包装→成品。

（1）物料的前处理

主要是干燥过程。

（2）粉碎与过筛

粉碎方法有湿法粉碎、干法粉碎、单独粉碎、混合粉碎、低温粉碎及流能粉碎等。常用的粉碎器械有研钵、球磨机、冲击式粉碎机或气流粉碎机等。散剂的过筛是一个分等匀化的过程，以获得所需粒径的粉体或多组分的均匀混合物，常用 1～9 号标准药筛。

（3）混合

常用方法有研磨混合、搅拌混合与过筛混合，常用器械有 V 形混合机、双锥形混合机、圆筒形混合机或锥形螺旋搅拌混合机等。影响混合效果的因素及混匀措施如下。

①组分的比例：组分比例相差较大的物料难以混匀，应采用等体积递增配研法混合。即，量小的药物研细后，加入等体积量大的药物细粉研匀；如此，倍量增加至全部混匀。

②组分的堆密度：物料堆密度差异较大时，应将堆密度小（质轻）者先放入混合容器中，再加入堆密度大（质重）者混合，较易混匀。

③粉体的吸附性：有的药粉对混合器械具吸附性，影响混合并造成损失。一般情况下，应将量大且不易吸附的药粉或辅料垫底，饱和器壁后再加入量少且易吸附者。对于混合时摩擦起电的粉末，还可加入少量表面活性剂或润滑剂抗静电。

④液体或易吸湿性组分：可用处方中的其他组分吸收液体组分。若液体组分量大，宜用吸收剂吸收。常用的吸收剂有磷酸钙、白陶土、蔗糖和葡萄糖等。含结晶水的药物可用等摩尔无水物代替；吸湿性强的药物（如胃蛋白酶或乳酶生等）可在低于其临界相对湿度条件下，迅速混合并密封防潮包装；混合后引起吸湿的，可分别包装。

⑤形成低共熔混合物的组分：可发生低共熔现象的药物有冰片、水合氯醛、萨罗、樟脑和麝香草酚等，应尽量避免将其混合。

（4）散剂的质检

质检项目包括外观均匀度、装量差异、干燥失重、水分和微生物限度等。

（5）散剂的包装、贮藏

散剂包装应密封，干燥处贮藏，防止吸湿。

（三）颗粒剂

颗粒剂是将药物与适宜的辅料混合制成的具有一定粒度的干燥颗粒状制剂，可直接吞服或冲入水中饮服，颗粒剂的粒度范围是不能通过 1 号筛（2000μm）的粗粒和通过 5 号筛（180μm）的细粒的总和不能超过 15%。

1. 颗粒剂的分类和特点

（1）分类

颗粒剂分为可溶性颗粒剂、混悬性颗粒剂及泡腾性颗粒剂。

（2）特点

飞散性、附着性、团聚性、吸湿性较小；服用方便，可调节色、香、味；可进行包衣，制成防潮及缓释或肠溶制剂；多种颗粒混合时，可因粒径不同或粒密度差异大而产生离析现象，导致剂量不准确。

2. 颗粒剂的制备

颗粒剂的制备工艺流程：物料→粉碎→过筛→混合→制软材→制粒→干燥→整粒与分级→质检→分剂量→成品。

药物的粉碎、过筛、混合操作与散剂的制备过程相同。

（1）制软材

将药物与适当的稀释剂、崩解剂、黏合剂及润湿剂等混合，采用湿法制粒技术制软材时，液体黏合剂或润湿剂的加入量可根据经验“手握成团，轻压即散”为准。

（2）制湿颗粒

采用挤出制粒法。近年来，常采用流化（沸腾）制粒法，也叫“一步制粒法”。此法可在一台机器内完成混合、制粒及干燥过程。

（3）颗粒的干燥

常用方法有箱式干燥法及流化干燥法等。

（4）整粒与分级

干燥后的颗粒应进行适当的整理，以使结块、粘连的颗粒散开，获得具有一定粒度的均匀颗粒。一般采用过筛方法进行颗粒剂的整粒和分级。

（5）质量检查与分剂量

将制得的颗粒进行含量测定与粒度检查等，须按剂量将其装入适宜袋中。颗粒剂的储存标准，基本与散剂相同。

3. 颗粒剂的质量检查

颗粒剂的质检项目包括外观、粒度、主药含量、干燥失重、溶化性和装量差异等。

（四）胶囊剂

胶囊剂系指将药物与辅料充填于硬质空心胶囊或密封于具有弹性的软质囊材中制成的固体制剂，供口服或直肠、阴道等使用。

1. 胶囊剂的分类和特点

（1）分类

分为硬胶囊、软胶囊、肠溶胶囊、缓释胶囊和控释胶囊。

（2）特点

①与片剂、丸剂相比，胶囊剂在胃肠液中分散快、吸收好、生物利用度高；②液体药物固体剂型化，弥补其剂型的不足。例如，含油量高或液态的药物难以制成丸、片剂时，可制成胶囊剂；③掩盖药物的不良臭味，提高药物的稳定性；④减小药物的刺激性；⑤可制成缓释、控释及肠溶等多种类型的胶囊剂；⑥可使胶囊具有各种颜色或印字，便于识别。

（3）不宜制成胶囊剂的药物

能使胶囊壳溶解的水性药液、易溶的刺激性药物、易风化药物和吸湿性药物。

2. 胶囊剂的制备

胶囊壳的主要成分为明胶、淀粉、甲基纤维素及羟丙基甲基纤维素等高分子物质，附加剂包括增塑剂（甘油、山梨醇等）、增稠剂（琼脂）、遮光剂（二氧化钛）、防腐剂（对羟基苯甲酸酯类）和色素等。空胶囊共有000、00、0、1、2、3、4和5号八种规格，000号最大，5号最小，常用0～5号。

（1）硬胶囊剂的制备

硬胶囊剂是将一定量的药物与辅料制成均匀的粉末或颗粒，充填于空胶囊中，或将药物粉末或颗粒直接分装于空胶囊中制成。药物的填充采用胶囊自动填充机。目前，多使用锁口式胶囊，若囊帽和囊体平口套合，则须用明胶液封口。

（2）软胶囊的制备

常用滴制法（如鱼肝油胶丸）和压制法（如藿香正气软胶囊）。

（3）肠溶胶囊剂的制备

制备肠溶胶囊有两种方法：一种是明胶与甲醛发生胺醛缩合反应，使明胶无游离氨基存在，失去与酸结合能力，只能在肠液中溶解；另一种是在明胶壳表面或在胶囊内部的填充物表面包肠溶衣料。

3. 胶囊剂的质量检查

胶囊剂的质检项目包括外观、水分、装量差异、崩解时限、溶出度或释放度等。

（五）片剂

片剂系指药物与适宜辅料均匀混合后经制粒或不制粒直接压制而成的圆片状或异形片状固体制剂，可供内服或外用。

1. 片剂的分类与特点

（1）片剂的分类

①压制片：指药物与辅料混合后，经压制而成的普通片剂。②包衣片：指在压制片（片芯）表面包上衣膜的片剂。根据包衣物料的不同，可分为糖衣片或薄膜衣片。薄膜衣片又分为胃溶衣片、肠溶衣片和不溶衣片。③多层片：指由两层或多层构成的片剂，各层含不同的药物或辅料。将药物制成多层片，可避免复方制剂中不同成分之间的配伍变化或达到速释和缓释组合作用，如胃仙-U双层片。④咀嚼片：指须在口中咀嚼后，咽下的片剂，适合儿童或吞咽困难的患者。咀嚼片中应添加适宜的矫味剂，但不可加崩解剂，如碳酸钙咀嚼片。⑤泡腾片：指含有泡腾崩解剂，遇水产生大量二氧化碳气体使其迅速崩解并呈泡腾状的片剂，可供口服或外用，如维生素C泡腾片。⑥分散片：指在水中能迅速崩解并均匀分散的片剂，可含服、吞服或分散于水中饮用，如罗红霉素分散片。⑦口含片：指

含在口腔中缓慢溶解并释药的片剂，多用于口腔及咽喉疾病患者，发挥消炎、杀菌、收敛、止痛、局部麻醉等作用，如含碘喉症片。⑧舌下片：指置于舌下后能迅速溶化，经舌下黏膜吸收而发挥全身作用的片剂。药物由舌下黏膜吸收，可避免胃肠道和肝首过效应，如硝酸甘油舌下片。⑨口腔速溶片：指在口腔中能迅速崩解或溶解的片剂，须加矫味剂，如法莫替丁口腔速溶片。服药时不用水，适于老年人、儿童和吞咽困难患者。⑩其他：还有溶液片、植入片、缓释片、控释片及阴道片等。

（2）片剂的优点

①剂量准确，使用方便；②质量稳定，携带、运输和储存方便；③生产机械化、自动化程度高，产量大，成本低；④片剂种类多，能满足预防、治疗用药的多种要求；⑤片面可以压上主药名称和药量标记，也可着色，便于识别。

（3）片剂的缺点

①婴幼儿和昏迷患者不易吞服；②片剂为压缩剂型，易出现溶出度和生物利用度方面的问题。

2. 片剂的质量要求

（1）色泽均匀，完整美观。

（2）含量准确、重量差异小。

（3）硬度适宜。

（4）口服片剂的崩解度、溶出度或释放度应符合要求。

（5）卫生学检查应合格：小剂量药物片剂的含量均匀度应符合要求，植入片应无菌，口含片、舌下片、咀嚼片和口腔速崩片有良好的口感。

3. 片剂的辅料

（1）填充剂

用于增加片剂的重量和体积，以利于片剂成形和分剂量的辅料，又称稀释剂。片剂的直径一般不小于6mm，片重100mg以上，故小剂量的药物须加填充剂以利压片。常用的填充剂有淀粉、预胶化淀粉、糖粉、糊精、乳糖、甘露醇及微晶纤维素等。

（2）润湿剂与黏合剂

润湿剂系指本身无黏性，但可润湿物料并诱发其黏性，以利于制颗粒的液体。常用的润湿剂有蒸馏水和乙醇。黏合剂系指本身具有黏性，能使无黏性或黏性较小的物料聚集黏结成颗粒或压缩成形的黏稠液体或固体粉末。常用黏合剂有羟丙基甲基纤维素（HPMC）、羟丙基纤维素（HPC）、羧甲基纤维素钠（CMCNa）、甲基纤维素（MC）、乙基纤维素（EC）、聚维酮（PVP）、聚乙二醇、糖粉、糖浆及淀粉浆等。

（3）崩解剂

系指能促使片剂在胃肠液中迅速碎裂成小粒子的辅料。口含片、舌下片、植入片、咀嚼片和缓控释片不加崩解剂。常用的崩解剂有干淀粉、羧甲基淀粉钠、交联羧甲基纤维素钠、低取代羟丙基纤维素、交联聚维酮、泡腾崩解剂等。

（4）润滑剂

可降低颗粒间摩擦力、改善粉体流动性的辅料，称为助流剂；可减小压片时物料对冲头和冲模的黏附性，保证压片顺利进行并使片剂表面光洁的辅料，称为抗黏着剂；可降低颗粒及片剂与模孔壁间的摩擦力，使片剂从模孔顺利推出的辅料，称为润滑剂；此三类辅料，统称为润滑剂。常用的润滑剂有硬脂酸镁、微粉硅胶、滑石粉、氢化植物油、聚乙二醇（PEG4000 及 PEG6000）和十二烷基硫酸钠（镁）等。

4. 片剂的制备

片剂的制备包括制粒压片和直接压片两种方法。制粒压片法适用于流动性和可压性差的物料，分为湿法制粒压片和干法制粒压片；直接压片法适用于流动性和可压性良好的物料，分为粉末直接压片、结晶直接压片和空白颗粒压片。

（1）制粒方法

①湿法制粒法：湿法制粒法工艺流程如下。原辅料→干燥→粉碎→过筛→混合→制软材→制湿粒→干燥→整粒。②流化喷雾制粒法（一步制粒法）。③喷雾制粒法。④干法制粒法：适用于对湿、热不稳定且需要制粒的药料，采用滚压法或大片法制粒。

（2）压片

采用单冲压片机或旋转多冲压片机制备片剂。

（3）直接压片法

①粉末直接压片法：系指药物粉末与适宜的辅料混合后，不经制粒而直接压片的方法。②结晶直接压片法：某些结晶性或颗粒性药物，具有适宜的流动性和可压性，只须稍加粉碎、过筛等处理，再加入崩解剂和润滑剂混匀，即可直接压片。

5. 片剂的包衣

片剂包衣是指在片剂（片芯、素片）表面，包裹上适宜材料衣层的操作。

（1）包衣的目的

掩盖药物的不良臭味；增加药物的稳定性；控制药物在胃肠道的释放部位或释放速度；避免配伍变化；改善片剂的外观和便于识别等。

（2）包衣的种类和质量要求

①包衣的种类：根据包衣材料不同，片剂的包衣分为糖衣和薄膜衣。其中，薄膜衣又分为胃溶性、肠溶性及不溶性三类。②质量要求：衣层应均匀，牢固，经较长时间储存仍能保持光洁、美观、色泽一致并无裂片现象，衣层与片芯不起反应，且不影响药物的崩

解、溶出和吸收，崩解时限应符合相关规定。

（3）包衣材料及包衣过程

①糖衣：以糖浆为主要包衣材料。糖衣片包衣工艺流程如下：隔离层→粉衣层→糖衣层→有色糖衣层→打光隔离层。材料有明胶浆、阿拉伯胶浆、虫胶乙醇溶液及玉米朊乙醇溶液等，粉衣层材料为滑石粉，糖衣层和有色糖衣层材料是糖浆及食用色素，打光剂用川蜡。②薄膜衣：指在片芯外，包上比较稳定的高分子衣料。该法包衣自动化，生产周期短，效率高，片剂增重小，对崩解影响小。常用薄膜衣材料为纤维素衍生物类（羟丙基甲基纤维素、羟丙基纤维素、乙基纤维素等）、聚维酮及丙烯酸树脂类等。常用的肠溶衣材料有邻苯二甲酸醋酸纤维素（CAP）和丙烯酸树脂类等。

（4）包衣方法

常用的包衣方法有滚转包衣法、埋管式包衣法、流化床包衣法及压制包衣法等。

6. 片剂的质量评价

质量检查项目有外观、片重差异限度、含量均匀度、硬度与脆碎度、崩解时限、溶出度和卫生学检查等。

（六）滴丸剂

滴丸剂系指固体或液体药物与适宜基质加热熔融混匀后，滴入不相混溶的冷凝液中，液滴由于表面张力作用收缩冷凝成球状而制成的固体制剂。滴丸主要供口服，亦可供眼、耳、鼻、直肠及阴道等使用。

1. 滴丸剂的特点

①药效迅速、生物利用度高、不良反应小；②增加药物的稳定性；③液体药物固体剂型化，便于携带、储存和使用；④设备简单，操作方便，产率高，成本低，无粉尘，有利于劳动保护；⑤可制成内服、外用、缓释及控释等多种类型的滴丸剂。

2. 滴丸的常用基质

水溶性基质包括 PEG 类、肥皂类及甘油明胶等；脂溶性基质包括硬脂酸、单硬脂酸甘油酯、虫蜡及氢化植物油等。

3. 滴丸剂的制备

采用滴丸机制备。

（七）膜剂

膜剂系指药物溶解或均匀分散于成膜材料中或包裹于成膜材料中，制成的单层或多层膜状制剂。膜剂可供口服、口含及舌下给药，也可用于眼结膜囊内或阴道内以及皮肤和黏膜创伤、烧伤或炎症表面的覆盖。

1. 膜剂的分类和特点

（1）分类

分为单层膜、多层膜和夹心膜。

（2）特点

体积小，重量轻，携带、运输和使用方便；工艺简单，无粉尘飞扬；成膜材料用量少，含量准确；稳定性好；制成多层复合膜可避免配伍问题；既可速效，也可控释。缺点是载药量低，只适用于剂量小的药物。

2. 成膜材料

（1）天然高分子材料

有虫胶、明胶、阿拉伯胶、琼脂、淀粉及玉米朊等。

（2）合成高分子材料

有聚乙烯醇类、聚维酮类、纤维素衍生物及乙烯-醋酸乙烯共聚物（EVA）等。

3. 膜剂的制备方法

膜剂处方中除成膜材料外，还包括增塑剂（甘油、山梨醇等）、填充剂（碳酸钙、二氧化硅等）、着色剂（色素、二氧化钛）和表面活性剂等。制备方法有匀浆制膜法、热塑制膜法和复合制膜法。

4. 膜剂的质量要求

外观完整光洁，色泽均匀，厚度一致，无明显气泡，重量差异限度符合要求，无受潮、发霉、变质现象，微生物限度检查合格。

二、半固体制剂

（一）软膏剂

软膏剂系指药物与适宜基质均匀混合制成，且具有一定稠度的半固体外用制剂。其中，用乳剂型基质制成的软膏剂，称为乳膏剂；将大量固体粉末均匀分散于适宜基质中形成的半固体制剂，称为糊剂。软膏剂主要起保护、润滑和局部治疗作用，也可通过透皮吸收产生全身治疗作用。

1. 软膏剂的分类

按分散系统可分为溶液型、混悬型和乳剂型软膏。

2. 软膏剂的质量要求

（1）均匀、细腻，具有适当的稠度，易涂布于皮肤或黏膜上。

（2）性质稳定，无酸败、异臭、变色、变硬和油水分离现象。

（3）无刺激性、过敏性及其他不良反应。

（4）用于创面的软膏及眼用软膏剂应无菌。

3. 软膏剂的基质

（1）油脂性基质

系指以动植物油脂、类脂、烃类及硅酮类等疏水性物质为基质。此类基质涂于皮肤能形成封闭性油膜，促进皮肤水合作用，对表皮增厚、角化、皲裂有软化保护作用，但不适用于有渗出液的创面。常用的油脂性基质有凡士林、固体石蜡、液状石蜡、羊毛脂、蜂蜡及二甲硅油等。

（2）水溶性基质

水溶性基质是天然或合成的水溶性高分子物质溶解后形成的水凝胶。水溶性基质无油腻性，释药快，能与渗出液混合，易洗除，可用于湿润或糜烂的侧面。目前，常用的水溶性基质主要有聚乙二醇和甘油明胶等。水溶性基质不宜用于遇水不稳定的药物。应用水溶性基质制备软膏时，须在其中添加保湿剂和防腐剂。

（3）乳剂型基质

乳剂型基质是由油相加热液化后与水相在乳化剂的作用下，在一定温度下混合乳化，最后在室温下形成的半固体基质。乳剂型基质不妨碍皮肤表面分泌物的分泌和水分的蒸发，对皮肤的正常功能影响较小，可用于亚急性、慢性、无渗出的皮肤破损和皮肤瘙痒症，忌用于糜烂、溃疡、水疱及化脓性创面。

乳剂型基质有水包油型（O/W）和油包水型（W/O）两类。

乳剂型基质的油相可用前述的油脂性基质；乳化剂可选择肥皂类（一价皂、二价皂或三价皂等）、十二烷基硫酸钠、高级脂肪醇及多元醇酯类（十六醇、十八醇、硬脂酸甘油酯、司盘类或吐温类等）；保湿剂常用甘油、丙二醇或山梨醇等；防腐剂常用羟苯酯类、苯甲酸、山梨酸、苯氧乙醇或三氯叔丁醇等；抗氧剂常用丁羟基茴香醚（BHA）、二丁基羟基甲苯（BHT）或没食子酸丙酯（PG）等。

4. 软膏剂的制备

软膏剂的制备方法有研和法、熔和法和乳化法。

5. 软膏剂的质量检查

软膏剂的质量检查包括主药含量测定、装量检查、稠度检查、微生物限度检查和粒度检查等。

（二）眼膏剂

眼膏剂系指供眼用的灭菌软膏。眼膏剂应均匀、细腻，易涂布于眼部，对眼无刺激。

眼膏剂常用的基质，一般用凡士林八份，液状石蜡、羊毛脂各一份混合而成。用于眼部手术或创伤的眼膏剂应采用灭菌或无菌方法制备，不可添加抑菌剂或抗氧剂。眼膏剂的制备与一般软膏剂制法基本相同，但必须在净化条件下进行。眼膏剂质量检查项目有装量、金属性异物、颗粒细度和微生物限度等。

（三）凝胶剂

凝胶剂系指药物与能形成凝胶的辅料制成溶液型、混悬型或乳状型的稠厚液体或半固体制剂，可供内服或外用。

目前，临床上应用较多的是水性凝胶剂。水性凝胶基质有卡波姆、纤维素衍生物、琼脂、明胶、西黄蓍胶和淀粉等。

（四）栓剂

栓剂系指药物与适宜基质制成的具有一定形状供腔道给药的固状制剂。栓剂塞入腔道后，在体温下能迅速软化熔融或溶解于分泌液，逐渐释放药物而产生局部或全身作用。

1. 栓剂的分类

按给药部位可分为肛门栓、阴道栓和尿道栓等。

2. 栓剂的质量要求

栓剂外形应完整光滑，药物与基质应混合均匀，塞入腔道后应能融化、软化或溶解，无刺激性，有适宜的硬度，以免在包装、储存或使用时变形。

3. 栓剂基质

（1）油脂性基质

常用的油脂性基质有可可豆脂、半合成椰油酯、半合成山苍子油酯、半合成棕榈油酯和硬脂酸丙二醇酯。

（2）水溶性和亲水性基质

常用的水溶性和亲水性基质有甘油明胶、聚乙二醇类、聚山梨酯及泊络沙姆等。

4. 栓剂的制备方法

栓剂的制备方法有冷压法与热熔法。

5. 栓剂的作用

（1）全身作用

主要应用直肠栓，通过直肠中、下静脉和肛管静脉吸收，进而避免药物在肝脏的首过效应。制备直肠栓时，应根据药物性质选择与药物溶解性能相反的基质，有利于药物释放、增加吸收。

（2）局部作用

对于水溶性基质制成的栓剂，因其腔道中的液体量有限，使其溶解速度受限，释药缓慢，有利于发挥局部疗效。

6. 栓剂的质量检查

栓剂质量检查项目有外观检查、含量测定、融变时限、重量差异和溶出度试验等。

第四章　临床药物治疗的风险与防范

第一节　药物风险

用药均有风险，关键是看风险能否接受。药物是用来防病、治病或改善身体状态的，讨论药物的风险不能脱离其所治疗疾患的性质和严重程度，不能脱离用药的获益，也不能脱离与其他相同适应证药物的横向比较。

一、基本概念

（一）获益

获益，即对个人或人群有利的后果。在药物治疗领域，获益可能以各种形式体现，如成功地防范了不愿意出现的后果（如口服避孕药、强化免疫），成功诊断（如应用依酚氯铵诊断了重症肌无力），减轻症状（如镇痛），以及逆转了不利的后果（如用青霉素治愈了肺炎球菌肺炎）。

（二）功效和有效性

功效和有效性，与获益相关的术语。在药物治疗领域，功效是指某种干预在理想的条件下（如随机临床试验）产生的获益作用的程度。有效性是指某种干预常态时在具体用药的人群中所能产生的要达到的作用的程度。

（三）危险性

危险性是指某种干预固有的引起损害的能力，是损害的潜在来源。源于药物危险性的损害是一种不利的后果，可以是有症状的伤害（如疼痛或不适）或器官的损害（如皮疹）。

风险是指暴露于危险性一定量期间出现某种事件的可能性。在药物治疗领域，风险是指出现不良的后果或不受欢迎的后果的可能性。风险因素是指增加了出现某事件的风险的因素。如尽管只有10%心肌梗死的患者血清胆固醇是高的，高胆固醇血症仍认为是冠状动脉疾病的风险因素。药物不良反应的风险因素可以与基因、年龄、性别、生理改变、共用的药物以及疾病相关。

（四）安全

安全是指远离痛苦或损害，实质上不大可能引起痛苦或损害。患者安全是指避免、防范或减轻源于医疗过程的损害或危险性。药物安全是指避免、防范或减轻因使用药品而引起的损害或危险性。

（五）获益-损害平衡

获益-损害平衡，常称为“获益/风险比”评估。由于获益是出现的后果，风险是有可能出现的机会，因此，实质上两者无可比性。获益可以和损害平衡，而与风险平衡的只能是功效和有效性。获益一般是单一的，而损害通常是多样的，对损害的总体评估就应考虑所有可能的各种损害。考虑获益-损害平衡时应考虑所要治疗的问题的严重性，所要使用的药物的功效/有效性和安全性，以及适应证相同的其他药物的功效/有效性和安全性。

（六）药物警戒

1. 定义

世界卫生组织定义药物警戒为与不良作用或所有其他药物相关可能的问题的发现、评估、认识和防范相关的科学与活动。其范围不仅包括传统的药品中的小分子，还包括生物制品、疫苗和其他细胞产物、血液制品、草药、传统的和补充药物以及医疗器械。

药物警戒曾被认为是药物不良反应上市后监测的同义词。但是，现在药物警戒的范畴已远远超出后者。

2. 目的

①鉴别和量化以往未认识的不良作用和反应；②鉴别具有不良反应特殊风险的患者人群亚组；③连续监测，确保药品的获益和风险的平衡可被接受；④比较同类治疗产品的不良反应的属性；⑤发现不当的处方和使用；⑥进一步阐明药品出现不良作用的药理和毒理性质及机制；⑦发现有临床重要意义的药物-药物、药物-草药/草药制品、药物-食物以及药物器械的相互作用；⑧向医务人员传递适宜的信息；⑨确认或驳斥在专业领域或媒体出现的，或来自志愿报告的假阳性的信号。

（七）不良事件

是指患者或临床试验受试者接受医疗用品后出现的任何不利的医学事件，不良事件（AE）的出现并非一定与受试者使用的医疗用品有因果关系。

这一定义主要用于医学研究和科学分析，涵盖了所有在研究中受试者或患者经历的不利的医学事件。

（八）严重的不良事件

严重的不良事件（SAE）是指任何下列不利的医学事件：死亡；威胁生命；需要住院或延长已有的住院；导致持续或重大的能力丧失或进行正常生活功能能力的实质性破坏；先天异常或出生缺陷；医学上重要的事件或反应。

（九）药物不良事件

是指与药物相关的医学干预导致的伤害。这一定义常在涉及用药安全问题时使用。药物不良事件（ADE）可按是否可防范而区分。ADE 是一个医疗机构监测患者安全和提高医疗质量时使用的指标，但在药物使用恰当，测定药物本身属性带来的风险时，药品不良反应的定义更为合适。

（十）药品不良反应

世界卫生组织定义药物不良反应（ADR）为“因预防、诊断和治疗疾病，或修复生理功能，在使用药物正常剂量的情况下出现的对人体有害的且非故意导致的反应”。在我国，一般称为药品不良反应。

该定义中的“反应”，应理解为药物与不良事件之间的因果关联至少是有合理的可能性，亦即其间的因果关联不能被排除。

该定义范围较窄，仅限定于药物本身性质所致的有害反应。国际上部分地区和国家（主要在欧洲）对这一定义有异议，但大部分国家目前仍沿用这一传统的定义。

（十一）严重的药品不良反应

严重的药品不良反应（SAR）是指导致任何下列后果的药品不良反应：死亡；威胁生命；需要住院或延长已有的住院；导致持续或重大的能力丧失或进行正常生活功能能力的实质性破坏；先天异常或出生缺陷；医学上重要的事件或反应。

（十二）非预期的不良反应

非预期的不良反应是指性质、程度、具体表现或转归与国家/地区的药品资料（例如，说明书或产品特点概要）不一致的药品不良反应。也有人称新的药品不良反应。

（十三）药品不良反应监测

在我国，既是指医疗机构、药品生产企业或研究部门对可疑的药品不良反应的调查、登记和分析，又是指政府部门委托进行的以药品不良反应为目标的公共卫生项目。前者的监测与后者的监测有不同的含义。

第一，药品不良反应监测是指由医疗机构、药品生产企业或研究部门开展的对用药后出现的不良反应的调查、登记和分析。其目的是进一步认识药品的获益-风险的属性，防范或使药品的有害作用最小化，提高药物治疗的获益/损害比和患者的安全性。

第二，药品不良反应监测是指一项以药品不良反应为目标的公共卫生项目，由一整套持续地、系统性地收集、归整、分析和阐释药品对人体的危害方面的数据（包括相关的志愿报告、电子医疗记录和实验室记录等）并及时向所有应该知道的人［监管部门、医务人员或（和）公众］反馈的过程组成。其目的是认识药品安全问题的分布特征和变化趋势，鉴别、评价、认识和交流药品非预期的有害作用，进一步认识药品的获益风险的属性，防范或使药品的有害作用最小化。

二、药物获益-风险评估

虽然获益-风险的评估通常是因为在药物上市后的使用中得到安全问题的信号，出现了新的重要的风险而发起，但在获益-风险评估时，必须应用所有各种来源的信息，并且必须在药物应用的全部背景中评价新的信号。安全性问题的实质可能与药品的活性成分、代谢物或赋形剂相关，这些问题应与有意无意地被污染或药品有缺陷相区分。应充分评估患者利益获得与风险的可接受性。

医疗机构、制药企业与药品监管部门应尽可能合作，应尽快地交换所需要的信息。在权衡是否需要进一步收集数据以得到更完善的结论时，必须考虑要有保护公众的措施。

（一）药物获益评估

用药可获益是使用药物的根本原因，因此，药物的获益-风险评估应先讨论获益。获益，可从患者个人或从整个社会的角度考虑（如社会从接种疫苗的净获益）。评估时应对获益做具体描述，应尽可能以与风险的量化可比较的方式进行量化（如治疗可能拯救的生命与不良反应可能失去的生命)。

1. 适应证

疾患的性质与流行病学的评估对所治疗疾病的流行病学和自然史的描述，有助于从获益和风险两个角度看待问题。应从下述七个方面讨论药物所治疗疾病的流行病学和自然史：①该疾病的发生率、患病率和死亡率；②有无该疾病的高风险人群；③该疾病是致死性的、致残的，还是能自愈的；④所处理的是否为更严重的并发疾病的无症状性的风险因素，如是，那么该风险因素能否预测更严重的并发疾病；⑤治疗该疾病可能产生什么影响(即获益)；⑥不治疗的后果；⑦有无与疾病后果相关的预后因素。

2. 处理的目标或所要达到的结果的评估

处理的目标和所要达到的结果的不同，决定风险的可接受程度的阈值。因此，清晰地描述对所处理的疾病的自然史可能产生的影响非常重要。应从下述七个方面讨论。①用于防范（如接种疫苗）还是用于治疗？②是防范疾病进展（如溶栓治疗)？降低出现严重后果的风险（如高血压、高胆固醇或骨质疏松症的处理)？还是能治愈疾病？③是处理慢性的、可能失去能力的症状（如用非甾体抗炎药治疗慢性关节炎)？还是为了降低或延缓发病/死亡（如癌症或艾滋病的处理)？④该药的绝对功效（即防范致死或治愈患者症状的数目）如何？药物在患者中有效的比例以及疗效可持续多长时间？⑤如果用于防范疾病，对疾病的危险因素有多大程度的影响？疾病风险下降的相关因素是什么？⑥在各亚人群中的疗效一致吗？⑦一线药物还是二线药物？

3. 与相同适应证其他治疗的比较

应与可替代的治疗的功效、有效性和不良反应做对比。如果没有其他的替代治疗，应与不治疗或非药物的处理方式做比较。应从下述三个方面讨论。①在方法学上有无可比性；是否是在其有限的适应证人群中的无可替代的孤药。②与相关的其他可替代的治疗相比，获益的程度如何？功效和有效性如何？③即使有可替代的治疗，如果不治疗的影响如何？

对药物的获益-风险做比较性的评价会受到其他多种因素的影响，评价的结果根据其应用的目的和应用的环境可有所不同。比如，对药物的耐受程度、用药的便利性以及患者的偏好都很可能影响用药的依从性，因此，还应在用药途径、用药次数、适宜性以及其他的与便利性相关的因素方面讨论与可替代药物在耐受性方面的比较。

4. 获益证据的评估

用药防范的疾病死亡的比例和治愈的比例是一个重要的参数。在描述该药品的诸如所要达到的结果等获益的程度时，应对其功效（理想的临床条件下的作用）和有效性（通常临床条件下的作用）两方面都进行评述。应考虑获益的证据来自临床试验还是临床医

疗。此外，还应考虑获益论证的程度和数据的质量。应从下述六个方面讨论：第一，功效（理想的临床条件下干预的作用）的证据；第二，有效性（通常的临床条件下干预的作用）的证据；第三，提供证据研究的科学性，获益作用的测定方法，所获得数据的质量；第四，临床试验的结果的确实程度，临床试验的结果能否外推至更大的人群；第五，是否存在结果相反的研究；第六，哪些因素可以影响重要结果的测量等。

（1）预防用药

预防用药应考虑：①危险因素对疾病影响的程度以及降低疾病风险的有关因素；②使一个人摆脱疾病或致命的事件所需要药品的数量和用药的持续时间。

（2）治疗疾病用药

治疗疾病用药应考虑如何测定诸如降低患病率、降低死亡率、症状改善、生命质量提高等治疗的作用。

（3）处理症状用药

处理症状用药应考虑：①症状改善的程度和所需要的时间以及症状得到改善的患者的比例；②所论证的作用是否只是疾病和疾病结果的替代标记（如血糖、血脂）。

（二）药物风险评估

药物的获益都是明确或范畴容易界定的，而风险却不同，通常是各种不良反应的复合。

药物不良反应对患者医学上的影响或对社会的影响可通过对其发生的频率、持续时间和强度加以确定。不同的反应一般不能直接进行比较，除非可以用共同的测定表达。因此，为了确定不同的不良反应的性质、发生的频率，药物风险的评估需要应用多重方法。只有应用合成的方法才可能对各种可替代的治疗的风险做出公正的比较。

1. 一般考虑

一般先从新出现的问题的过程开始分析。周密地分析新出现的安全性问题的相关证据，包括时间的相关性，药品的物理和化学性质，是否为该类药物共有的作用，是否因相互作用而产生，事件的背景发生率，以及有无处于危险的亚人群。

应讨论证据的强度，讨论反应的可防范性、可预测性和可逆转性，要考虑不良反应处理的难易程度；对药品说明书做适当的修改，或加强用量用法的教育，能否防范这一不良反应；不良反应有无早期的体征或症状预警，停药后反应能否逆转；如果体征和症状仅在反应的后期出现（如粒细胞缺乏），有无应用实验室方法更早发现不良反应的可能性；如果能够早期发现且采取措施后能改善预后，对不良反应持续监测有无可操作性；能否发现该不良反应的高危人群并进行强化监测；早期没有发现该不良反应会导致什么后果；

等等。

可将对总体风险属性起支配作用的反应确定为风险动因或优势风险。风险动因可能在面临的问题出现之前就已存在和论证，因此，除了产生信号的不良反应的数据之外，还应考虑该药品所有其他的不良反应的数据，以对该药品的总体风险有一轮廓，并尽可能量化。

评价某一药品的风险时通常无须与其可替代的治疗相对比，但在进行风险的比较性评估时，与可替代治疗的比较十分重要，当然也更为困难。

比较，主要从三个方面，即有关不良反应的定性描述（包括持续时间）、发生频率和严重程度，并应有数字的比较。

2. 确定药物的风险性质

可选择三个报告最多的和三个最严重的反应作为每一次进行比较的药物的风险代表。可应用标准化的示意图展示，譬如，用分成若干段（如严重的、致死的，或其他的不良反应分类）的条形图代表每一药物的风险。在各种形式的图形中应清晰地标明单位、覆盖的时间以及其他用于解释的重要的元素积分。应避免不恰当地叠加数据，对不同来源的数据，如志愿报告、临床试验或流行病学研究的数据，应分别建立示意图。志愿报告的数据只能反映报告的频率，有许多因素可以影响报告的数目（分子）和药物使用者的数目（分母）。因此，根据志愿报告的风险估计决不能视为真的发生率或真的风险估计。

如果缺乏全面的信息，其他来源的，如官方的数据表或监管部门的注册资料也可应用。

不同的使用人群、适应证和剂型可以分别建立风险示意图。

仅在使用条件相似，并且数据类型和质量相同的药物之间可以对风险性质进行比较。然而还必须考虑可受到其他一些不明显因素的影响，如上市时间的长短，处方量的大小，被关注的程度，等等。比较不同药物的风险的主要目的是要确定应选择何种药物的何种反应做进一步比较。

3. 不良反应的风险的量化

对两个以上的药物的相关风险公平地比较，就应对不同反应的性质或后果的严重性，即反应对人体可能伤害的程度有一致的权重的方法。

对不良反应性质和后果严重性一致的评判尺度有利于量化风险的标准化，是一个重要的研究课题。

4. 不良反应强度的量化

不良反应的强度是对指在具体患者身上发生的不良反应程度的衡量。程度的严重性与性质或后果的严重性是不同的概念。室性心动过速、肝脏损害等反应，不论程度如何，其性质或后果都是严重的；利福平引起的尿变色，即使程度严重，也称不上性质或后果的严重。反应程度严重并不一定是性质或后果的严重。

常用于描述不良反应强度的术语有“轻微的”“中等的”和“严重的”等。但是这些术语并没有明确的范畴，只是意味着某一不良反应的等级判断，常因患者而异或因判断者而异。

5. 药物风险的量化

衡量新发现的风险，重要的是要对发生率量化。在上市后的环境中通常很难做到精确，因为大多数新的安全性信号都来自志愿报告系统，因而其分子（发生的患者数目）和分母（用药的患者数目）都不能确定。

（1）反应的发生率

应尽可能弄清各种因素对发生率的影响，如剂量或疗程、其他药物的使用（如药物相互作用）、其他疾患（如肾衰）、人口统计学上的特殊人群或种族等。风险评价的最重要的功能之一是鉴别严重不良反应风险增加的患者人群。虽然药物不良反应的药理学和生物学基础有些已广为人知，但并不能完全知晓，这一领域仍须继续努力。

反应的超额发生率，也称为“药物归因发生率”，是更有意义的参数，是指在整个观察期间暴露与非暴露于处理的患者反应的发生率之差。然而，此处的“归因”并不意味着所有的病例都与该处理有因果关系，不应与其通常用来归属因果关系（如“归因于药物”）的含义相混淆。非暴露，又没有应用可替代的处理的患者反应的发生率代表在该疾病人群中该事件的背景（自然的）发生率。从比较性的临床试验或观察性的队列研究计算得出的药物内部的超额发生率是直观的，而从病例对照研究得出的稍复杂。

各种可替代药物发生率的比较更为困难。部分原因是它们的上市历史并不相同，对药物风险的了解一般随暴露和使用时间的增加而增加。因此，不同上市时间和间期以及市场行销的程度，将影响可获得的替代治疗的信息类型和数量。对发生率做比较的数据，理想的应是来自临床试验、观察性的队列研究以及以人群为基础的病例对照研究的数据。其他数据，如不同药物志愿报告的统计，由于数据质量相对不高，只能产生粗略的估算。必须强调，由于志愿报告统计中各种混杂和潜在的偏倚，可误导对各种药物的估计，应用这类数据时必须十分谨慎。

必须牢记“绝对”和“相对”风险的区别。相对风险高是否有意义主要看事件实际发生率的高低（如究竟是在 1/10 还是在 1/100 000 基础上的比较）。

（2）衡量不良反应的方法

只有对每一不良反应赋予具体的权重，才能构建一个能定性地比较各种反应的单位。如果没有综合的标准，死亡以及丧失生命年、住院日和生命质量评分等这些严重程度或后果的标志，如能获得数据，都可作为单位使用。如果选择死亡率，就需要计算死亡病例率。如将住院日作为单位，可能就需要与诊断相关的医院统计或调查的数据。

（3）药物风险总体估计

一旦选定了一个或多个单位作为比较的标志（如病例致死率、住院日），就可将超额发生率乘以具体反应的权重因素，算出每一反应的加权超额发生率。而某药相关的所有不良反应的总体加权超额发生率，即为各种反应数值（如三种最严重的不良反应）的总和。增量药物归因风险则是从每一药物反应的叠加值中减去标准药物任意基准值。净风险的量级与增量药物风险相对应。

（4）估计的效度

为了测试风险估计的可靠性，可对风险的精度或权重衡量做灵敏度分析。例如，发现各研究之间的超额发生率的估计不一致，就可对最低的和最高的估计做灵敏度分析。

将结果外推至特殊人群（包括地理方位的）和替代的处理，必须十分谨慎。如果总体风险估计是外推得到的，必须说明所有的假设。

6. 药物风险评估的程序

为了尽量减少风险评估中可能存在的偏倚，增加方法的透明度，可按照下列程序评估。①确定风险评估的角度，是从患者、卫生管理、制药企业还是公共卫生的角度？②核查目标药物在目标人群的应用（包括推荐剂量、疗程、人群年龄等）和有关的适应证。③确定对照药物（即可代替目标药物的药物）和替代治疗或不处理的选项，提供相关信息。④确定和展现目标药物和对照物的不良反应的示意图。风险评价不限于一项反应。开始时可展现所有反应，但详尽的分析可能仅局限于某些反应，尤其是在能够发现优势风险（风险动因）的情况下。⑤弄清每一反应的背景发生率（通常根据文献）。选取每一药物对总体风险贡献最大的若干反应，以形成具体分析的组成部分（如三项最严重的反应和三项出现次数最多的反应）；⑥对所选定的反应，确定常见的后果测定的方法，确定数值。估计每次治疗每一反应的超额发生率，以药物归因发生率作为相关的风险测量。⑦为了在各种反应之间可做比较，用权重因素调整每一反应的超额发生率，获取每一不良反应的估计加权超额发生率。将处理的各种反应的加权超额发生率相加，获取每种处理的总体药物归因风险。⑧计算药物归因风险之间的净差额，得到与选作任意基准值的各种替代治疗比较的增量药物风险。⑨做灵敏度分析，确定结果的效度，尤其是对风险动因。考虑将用于对总体目标人群分析的数据得到的结果外推。⑩一旦得到了相关的新的信息，通过公开发表等手段更新评价。风险评价是持续不断的过程，因为新的反应和新的数据随着应用药物的患者数目的增加会不断涌现。

（三）药物获益-风险比较的评价

即使是对某一药品比较其获益和风险，也非易事。而在不同的药品之间权衡比较获益和风险，更有相当的难度。

问题之一，获益和风险通常是以不同的参数和单位表示。为了将获益和风险能够组合，可试行下列步骤：第一，由治疗医师进行总体评估，以反映患者对治疗的总体反应；第二，将获益-风险比定义为每出现一个严重的不良事件所需的疗效事件的数目；第三，应用“增量获益-风险比”，其定义为每一次成功治疗所出现的严重毒副作用的增量数。

除了功效（“理想”状况下的发病率）和有效性（常态下），其他评价获益-风险的参数应包括生命质量、生命数量和成本效率。但是，还需要有更多的研究来验证应用于比较性的获益-风险评估的有效性。

获益-风险比较的评估宜遵循下列基本原则：第一，纳入所有可获得的获益和风险方面相关的数据；第二，数据展示的方式应透明；第三，应使用可做比较的后果测定参数做比较；第四，探讨有无处于特殊风险的亚人群。不良反应可从性质或后果是否严重、持续时间、发生率三个方面进行。获益可从其所针对的疾患的性质或后果的严重性、持续时间和对该疾患控制的程度评估。

除了预防和疫苗接种（预防措施采取与否与疾病发生率的比较）之外，获益并不使用不良反应的度量标准。对各种药品的评价，可采取对其获益和风险的描述方法，集中在三种最严重的和三种出现最多的反应，包括产生信号的事件。

对所有获益和风险的分类标准（如严重程度、持续时间和发生率的分层）应做判断。可应用此类方案的概念框架作为简单的算法规则，以保持在逻辑上的一致性，并有可能以量化的方式和图表的方式表示获益和风险。不推荐应用“获益-风险比”或任何单一的“总体”来表示风险或获益。

应强调所讨论的方法在逻辑上的一致性，但不能作为一个必需条件。每种方法都不可能有一致的意见。此外，情况不同，解决的方法也不会相同。

结果应以具体的治疗内容为框架，从相对和绝对的获益和风险两个方面进行表述。

三、药品风险管理

（一）风险管理的概念

风险管理是一门研究风险发生规律和风险控制技术的管理科学，是人们对风险进行识别、分析、评估和处理的过程，并在此基础上优化组合各种风险管理技术，对风险实施有效的控制和妥善处理风险所致损失的后果，以期达到以最小的成本获得最大安全保障的目标。

风险管理，简言之，是发现和研究风险以减少其发生的可能性的过程。

（二）药品风险管理

药品风险管理是指在整个药品生命周期，全面、主动地应用科学的方法来发现、评估、交流和最小化（减轻）风险，以建立并维持有利于患者受益/风险比的方案。而药品的风险管理系统，是一整套药物警戒的活动以及设计来主动地发现、具体描述、防范或最小化与医疗产品相关的风险的干预，包括风险交流和对风险最小化干预的有效性评估。

（三）药品风险管理的程序

1. 风险识别

风险管理的第一步，即对已知的风险与潜在的风险加以判断、归类和鉴别的过程。对术语数据和证据要加以区别。虽然数据和证据经常被互换使用，但数据并不是证据的同义词。数据为收集在一起用于参考或分析的事实和统计资料，证据为能获得的，表明一种信念或命题真实与否的一组事实或信息。区别在于这种信息是否被用于得出某一命题的科学结论。数据一般是未经加工的原料，单独的数据并无指导全局的意义。通过研究设计或监测所获取的原始数据，经过进一步分析、处理和解释，才可能上升为证据。证据可供决策参考或为某结论应用。根据来源的不同，证据分为不同的级别。

应正确认识通过志愿报告系统（SRS）收集的数据：①志愿报告是重要的发现安全信号风险管理的工具，尤其是对于罕见的 ADR；②在性质上志愿报告通常是不完整的，报告率又极易受到多种外界因素的影响，如上市的时间、监管、媒体的注意、药品适应证的性质或者是报告的事件，对志愿报告产生信息的解释，应该极为谨慎；③志愿报告的报告率不能用来评估不良事件的发生率，因为被报告的仅是发生的不良事件的一部分，其比例也难以估计；④由于不同的产品有不同的报告率，不能将志愿报告系统的报告用来比较不同药物的报告率；⑤强制报告会增加不良事件报告的数量，但既不能确保报告的质量，也不能保证信号的“噪声”率可以有所改进，风险的确认可以得到加强。建立强制报告的系统在机构、人员、强制执行与维持方面都需要大量的投入，会相应减少更有价值的干预的投入；⑥单纯增加报告的数量有可能使潜在的信号更易湮没。由于大多数一般的不良事件通常都是预期的和非严重的，这一类的报告数量巨大，充斥着数据库，导致更难于检测潜在的严重或非预期的安全性信号。

同样，应正确评价数据库数据发掘的方法。数据发掘的方法可以发现潜在的信号，可以探究药物的相互作用。然而，数据发掘的关键是数据的可靠性。

2. 风险评估

分析风险的性质、特点、频度和严重程度，确定在一定的社会经济背景下人们可接受的风险的水平。

3. 风险干预

对产生的风险因素进行有效控制的过程。如采取一些减轻风险（最小化药品风险）、预防风险（药品预警活动）、回避风险（药品撤市）、转移风险（购买商业保险）和接受风险（有意识地选择承担风险后果）的措施或方法。

4. 风险交流

对风险信息进行交换的交互过程。在风险管理的全过程中，都应当包括与医务人员与患者和与其他有关团体进行全面的、持续的相互风险信息交流。有效的风险交流必须将风险信息解释为对方能理解的信息。

5. 风险管理活动评价

风险管理活动的有效性，从实施效果来检查和评判风险管理的前四个环节有无符合风险管理目标，是风险管理顺利开展并趋向预定目标的重要保证。

第二节　药物不良反应

一、药物不良反应的流行病学

由于许多 ADR 病例尚未被认识或未被报告，ADR 的真实发生率难以测量。ADR 发生率的统计也可因统计时应用的定义（包括纳入统计的反应的轻重程度、因果概率的级别）的不同而不同。国内至今尚无确切的对 ADR 在中国人口中总体发生率的调查研究。

ADR 的发生率和严重程度因患者的特点（如年龄、性别、种族、现有的疾病、遗传、饮食及地理的因素）而异和因使用药物的不同（如药物的类型、用药途径、疗程、剂量和生物利用度）而异。涉及的药物中，阿司匹林及非甾体抗炎药、镇痛药、地高辛、抗凝药、利尿剂、抗微生物药、糖皮质激素、抗肿瘤药、降糖药等使用广泛的药物的不良反应的报道数目较多。中草药和非处方药也同样会发生严重的不良反应。

二、药物不良反应的分类

从临床角度将 ADR 划分为 A 型和 B 型，这一分类虽然多年来仍在沿用，但由于对 A

型反应和B型反应的定义在逻辑上并不严密，两者的定义目前已有修正。

（一）A型不良反应

A型不良反应主要指药物和（或）代谢物的药理作用的外延或增强所致的反应，一般在体内药物作用位点的浓度达到正常治疗水平以上时发生。A型反应可能发生于对于患者个体来说给药剂量过大时，也可能是药物处置受累（药动学原因），或药物靶器官对于所给药物浓度过于敏感（药效学原因）。药物治疗浓度范围狭窄或者是药物的受体在体内分布广时，尤其容易出现A型反应。

A型反应通常随着药物在体内的蓄积逐渐显露，且通常可以预测，因此，在许多情况下可以防范。

（二）B型不良反应

B型不良反应一般属宿主（患者）依赖性，即与患者的基因的特殊性相关，与药物的药理性质没有明显的相关性，在药物剂量极低的情况下也可出现，较难预防，患者一般有过暴露史。B型反应往往突然发生，发病快，有些可以致死。

（三）C型和D型不良反应

1992年将ADR的分类扩展到C型和D型。C型反应指药物长期的作用，包括适应性的改变（如药物耐受性）、撤药作用（也称反跳作用）。D型反应则包括致癌作用与生殖相关的作用。这一以时间顺序和机制特点的扩展分类强调了以往未被充分重视的ADR。

三、药物不良反应发生机制

发生ADR既有外因（药物方面的因素以及环境的因素），又有内因（患者本身的因素）。各种因素往往互相渗透。

（一）药物因素

药物治疗指数低（治疗剂量与中毒剂量接近）的药物容易引发不良反应，如抗凝药、降糖药、某些降血压药、许多细胞毒性药、皮质激素、非甾体抗炎药（NSAIDs）和地高辛等。一旦患者因生理病理因素或因遗传因素影响了药物在体内的处置时，体内的药物浓度就可能达到中毒的浓度，从而发生药物不良反应。

药物与受体的结合是一种分子识别过程，同一药物可能有一种或多种不同类型的受体（如乙酰胆碱有烟碱型和毒蕈型两种受体），而同一药物与不同受体结合会产生不同的细胞

反应，如肾上腺素作用于皮肤黏膜血管上的 α 受体使血管平滑肌收缩，作用于支气管平滑肌上的 β 受体则使其舒张；乙酰胆碱可以使骨骼肌兴奋，但对心肌则是抑制的。药物与受体结合的特异性越弱，可结合的各种类型的受体越多，以及药物受体在体内器官组织中的分布越广，越是容易出现非治疗所需的有害的反应。

大多数药物都是低分子量（<1000D）的小分子，并不是免疫源。但有的药物在代谢过程中产生代谢物与组织的大分子（如蛋白或 DMA）结合后生成的复合物，可直接地或通过激活免疫过程而引起变态反应。这一类药物也容易导致对患者不利的结局。

对乙酰氨基酚氧化代谢后的一种代谢物 N-乙酰对苯醌亚胺，在正常情况下与肝脏的还原型谷胱苷肽（GSH）结合而迅速解毒。如果产生的毒性代谢物过多，超出了 GSH 的结合能力，过多的代谢物就直接与肝脏的蛋白结合，造成肝细胞损害。同时使用苯巴比妥或苯妥英，由于增加了对乙酰氨基酚的代谢率，而使用酒精的患者由于耗竭了 GSH 的库存，都可增加肝脏坏死的风险。

除了药理学的因素外，药品不良反应的发生也受到药剂学的影响。有些治疗指数低的药物（如苯妥英和地高辛）由于制剂工艺上的变化，提高了生物利用度可导致 A 型反应。制剂工艺还可能引起局部的不良反应，如 20 世纪 80 年代国外发生过吲哚美辛的某种制剂引发小肠穿孔，90 年代发生大剂量的胰酶补充剂引发结肠狭窄。有些药品中的表面活性剂、防腐剂、矫味剂、着色剂、赋形剂等辅料往往占了药品重量的 90%，A 型反应有的也与此类辅料的使用相关。

（二）患者因素

1. 生理病理因素

包括患者机体对药物的处置、患者的药物受体与药物的作用等因素。

（1）影响药物处置

药物处置包括药物的吸收、代谢、分布和排泄。许多药物的反应与作用位点的药物数量相关，而作用位点的药物数量往往与药物的血浆浓度相关，而后者又与患者机体对该药的处置相关。

①肾病影响药物处置：正常情况下成人的肾小球滤过率（GFR）药 120mL/min，如果肾衰，GFR 急剧下降。此时，以肾小球滤过为重要排泄途径的药物如地高辛、氨基苷类抗生素、锂、卡托普利、保钾利尿剂等，使用如不相应减少剂量就可能在体内蓄积，导致 A 型不良反应。

②肝病影响药物处置：肝脏是最重要的药物代谢器官，虽然皮肤、肠道、肺、肾和白细胞也有一些有限的代谢能力，但从量的方面，肝脏代谢最为重要。分子量大的药物，如

利福平、夫西地酸等，通过结合反应可在胆汁中排泌。梗阻性黄疸时，肠肝循环受到损害，此类药物就可在胆汁中积累。肝病时，不仅是肝脏的代谢活性受到影响，而且由于门静脉高压，进入肝内的血流减少，导致通过肝脏被首过代谢的药物的比例也降低。

此外，由于严重肝脏疾病时肝脏减少了提取抑制神经功能的物质，因而可发生脑病。急性或慢性肝病时维生素 K 依赖性凝血因子的生成减少，造成出血风险增加。此作用加上华法林在肝病时清除率的降低更可引起使用华法林出血的风险增加。

③心脏衰竭影响药物处置：心衰时，心输出量减少，又导致肝血流量相应减少，进而导致以肝血流量起主要决定作用的、在正常情况下能被有效地清除的化合物（如利多卡因）系统性清除的减少。此外，左心室衰竭引起的右心衰竭（双心室或充血性心衰）可导致静脉压力升高，继而导致肝脏充血增加、肝功能紊乱，而发展至严重的黄疸。

④感染影响药物处置：出现炎症时，CYP1A2 底物（氯氮平、咖啡因、茶碱、他克林、某些三环类抗抑郁药、佐米曲坦等）的血浆浓度可发生变化。呼吸道感染，如肺炎时也有类似情况出现。其机制可能是细胞因子（如白介素-6）抑制了 CYP1A2 的活性。有些动物实验提示在败血症或内毒素引起的炎症后各种 CYP450 酶的活性都下调。也有假设为急性期蛋白质反应物 α - 酸性蛋白结合的增加，导致 CYP1A2 底物浓度增加和分布容积降低。

（2）影响药物靶位

药物与受体结合的能力既受到外界因素的影响，也受控于细胞内的调节机制。各组织的受体密度及其激发反应的机制各不相同。疾病、遗传突变与年龄能增加（上调）或降低（下调）受体的数量和结合亲和力。实验和临床证据表明，药物对受体的影响能力与药物的亲和力（药物在某一瞬间占领受体的概率）以及内在的效应（内在的活性——配体活化受体并引起细胞反应的程度）相关。

疾病可引起受体数目和功能的改变，这种改变既可发生于病变状态的组织和器官，也可发生于其他组织和器官，不仅可以影响药物使用的有效性，甚至严重危害机体的生命活动。

①引起受体数目改变：药物受体的类型、数目及内源性配体浓度、活性在病理状态下可发生变化，影响药物的效应，有的可引起不良反应。如，高血压患者的 β 受体长期暴露于高浓度儿茶酚胺递质中，致使受体数目下调。β 拮抗剂的长期治疗又可上调 β 受体的数目，突然撤除 β 拮抗剂能导致严重的高血压和心动过速。而可乐定下调了 α_2 受体，迅速撤用可乐定会产生高血压危象。再如糖尿病患者使用胰岛素，当体内胰岛素浓度增高时，胰岛素受体数目往往下调。胰岛素受体与胰岛素结合形成的复合物能阻止胰岛素与胰岛素受体相结合，从而减弱胰岛素的降糖作用，甚至可能产生有害作用。

②引起受体敏感性改变：肝脏、肾脏等重要脏器器官病变时，由于影响了机体代谢、内环境以及血液循环，会使机体组织的药物受体敏感性发生改变，影响药物的效应。如肾衰时，体液调节产生混乱。如果患者血容量减少，对 α - 肾上腺素受体拮抗剂、血管紧张素转换酶抑制剂和血管紧张素Ⅱ受体拮抗剂等抗高血压药物就更为敏感。如果引起尿毒症，由于病理活性物质间的协同作用，可引起电解质和酸碱平衡紊乱，导致机体内各种生物膜的电位及平衡机制发生改变，改变机体对药物的敏感性：由于血脑屏障有效降低，中枢神经系统对镇静药、催眠药和阿片类药物更为敏感；由于凝血机制变化，机体对抗凝药更敏感，使用阿司匹林和非甾体抗炎药更易引起胃肠道出血；由于胆碱酯酶活性降低，机体对胆碱酯酶抑制剂的作用更为敏感。

③引起受体后效应机制改变：病理因素可抑制强心苷受体后效应机制。强心苷与其受体 Na^+ - K^+ - ATP 酶结合过程中，受体的 α 亚单位的构象发生改变，使酶活性下降，引发受体后效应；细胞内 Na^+ 量增多，K^+ 量减少，接着通过 Na^+ - Ca^{2+} 双向交换机制使细胞内 Ca^{2+} 浓度增高，从而出现正性肌力作用。心力衰竭的不同病因抑制或损害 Na^+ - K^+ - ATP 酶后效应机制的程度不一，因而使用强心苷的临床效果有差异。甲状腺功能亢进、严重贫血继发的高心排出量型心力衰竭、肺源性心脏病所致的心力衰竭以及风湿活动期引发的心力衰竭，由于心肌缺氧和存在能量代谢障碍，从而严重影响 Na^+ - K^+ - ATP 酶的机制，应用强心苷不但效果差，且易引发毒性反应。

2. 免疫因素

患者机体的免疫功能与药物反应有密切的关系。

（1）变态反应

即通常所称的超敏反应，主要有以下的类型：

①Ⅰ型超敏反应：为速发型的反应，人体内脏的肥大细胞以及嗜碱细胞都具有与免疫球蛋白（IgE）Fc 片段高度亲和力的受体。当两个这样的 IgE 分子在细胞壁上以二聚物结合，被先前循环抗原分子交联时，组胺、白三烯、前列腺素、血小板激活因子、嗜酸细胞趋化因子等药理学活性物质就从细胞中释放，继而产生荨麻疹、喘鸣、脸红、鼻涕等症状，有时还出现低血压。如果释放的量大，可引起全身性的过敏样反应，出现支气管痉挛、循环抑制甚至致死的后果。抗微生物药、ACE 抑制剂、阿司匹林等药物可引起此类反应。

②Ⅱ型超敏反应：即抗体介导的细胞毒性反应。抗原与细胞膜（通常是红细胞或血小板）的表面结合后，循环免疫球蛋白（IgG、IgM 或 IgA）与该抗原反应，激活了细胞毒细胞和补体，造成靶细胞溶解。甲基多巴引起的溶血性贫血和奎宁、奎尼丁引起的血小板减少，均为这一机制。

③Ⅲ型超敏反应：抗原抗体复合物沉积于湍流和滤过的部位（如肾脏的肾小球），导致激活补体，多形核白细胞释放溶酶体而造成血管损害。此类反应除了引起血清病样反应和肾炎外，还可引起发热、荨麻疹、淋巴结病、关节炎、脑炎、系统性红斑狼疮等。外源性的蛋白（疫苗、链激酶、治疗性的抗体）、抗生素、金制剂和青霉胺等药物可引起此类反应。

④Ⅳ型超敏反应：即迟发型（细胞介导的）免疫反应，发生于没有可检测的循环抗原或抗体的情况下。药物作为半抗原与组织的大分子复合，形成抗原，激发了特异性的辅助T淋巴细胞，导致细胞因子释放以及其他细胞（尤其是单核细胞）在局部的积累。通常在用药后数天引起肉芽肿、水肿和广泛的皮疹。人类免疫缺陷病毒（HIV）感染者可能更易发生此类的药源性变态反应，特别是使用磺胺类药物。局部使用的药物可与皮肤的巯基或氨基相互作用，并与致敏淋巴细胞发生反应，可产生皮疹样的接触性皮炎。

（2）假性变态反应

该类反应与变态性的超敏反应尤其是I型超敏反应相似。如果严重，又常被称为类过敏样反应。可以在首次暴露于药物（特别是神经肌肉阻滞剂或放射对比剂）时发生。有些个体易发生此类反应，如哮喘患者，尤其是有鼻息肉的，使用阿司匹林时更可能发生。

3. 遗传因素

大量孪生子研究和家系研究证明，遗传因素是导致药物反应人群差异和个体差异的决定性因素。与其他影响药物反应的因素不同，遗传性的因素一般在人的一生中存在。

遗传性缺乏6-磷酸葡萄糖脱氢酶的个体不能耐受某些药物引起的氧化应激，导致溶血。能引起这一临床症状的药物有：阿司匹林、呋喃妥因、伯氨喹、丙横舒、奎尼丁、奎宁、磺胺类、根类和维生素K。

高铁血红蛋白还原酶的缺乏可导致血红蛋白失去维持铁的能力，处于亚铁状态，在使用了诸如亚硝酸盐、磺胺类和砜类药物后可引起高铁血红蛋白血症。

琥珀酰胆碱是除极化的神经肌肉阻断剂，用于一般麻醉的诱导。正常情况下，琥珀酰胆碱在血浆中被拟胆碱酯酶迅速代谢，半衰期和作用时间都较短。有些个体因常染色体隐性遗传，所具有的拟胆碱酯酶的亲和力和数量都异常，代谢琥珀酰胆碱很慢，导致使用常规剂量的琥珀酰胆碱会延长呼吸肌麻痹作用。

因遗传原因二氢嘧啶脱氢酶活性不足的患者在服用氟尿嘧啶后可产生致命的毒性。

有些患者对庆大霉素等氨基苷类抗生素耳毒性的易感性也是其基因决定的，1555A→G线粒体突变与氨基苷类耳毒性的易感性相关。

具有凝血因子V（FV）基因突变的个体发生血栓的可能性增加。有研究表明，服用口服避孕药的女性发生血栓的危险性是未服药女性的4倍，而在有FV基因突变的女性中服用口服避孕药发生血栓的危险增加到 8 倍。

遗传突变也会引起药物药动学和药效学的变化，主要原因是编码药物代谢酶、受体和药物转运蛋白等的基因的遗传多态性。药物反应的变化往往是由多个不同基因编码的蛋白在药物处置、药物靶位等多方面相互作用产生的综合结果。假如药物的效应取决于两个不同的多态性基因，其中一个编码药物代谢酶，不同基因型的产物代谢能力不同，从而使个体间的血药浓度存在差异。而另一编码药物作用于靶位受体，不同基因型的受体敏感性也不尽相同，使同一药物浓度下的个体间的反应存在差异。这样，两种基因不同的基因型组合便可形成复杂的药物反应的结果。

如果遗传多态性改变了涉及药物处置的蛋白的功能，就可能影响到在药物作用靶位的药物或其活性代谢物的浓度。例如，如果遗传多态性导致代谢酶活性降低，药物的血浆浓度就升高，其代谢物的血浆浓度就降低。如果只是药物的母体有药理学活性，在药效学及其他影响药物效应的因素未变的情况下该基因的多态性将增强药物的效应，包括药物不良反应。如果只是代谢物有药理学的活性，那么在这样的情况下该基因多态性将降低药物的效应。

（1）遗传变异影响药物转运

在药物口服后经肠道吸收；体内药物排泄入胆汁和尿；药物向大脑及睾丸、胎盘、肿瘤组织等作用部位的分布等过程中，药物转运蛋白均起了重要的作用。

主要的药物转运蛋白是 P-糖蛋白（P-gp）。编码 P-gp 的多药耐药基因具有多态性，第 26 外显子第 3435 位胞嘧啶被胸腺嘧啶所取代（C3435T）的突变可引起地高辛血药浓度明显变化，其野生型纯合子（3435CC）个体的血浆 AUC 比突变型纯合子（3435TT）个体低 20%，即具有突变等位基因 3435T 的个体的 P-gp 的活性降低。3435T 等位基因的比率有显著的种族差异，不同种族应用作为 P-gp 底物的药物时，药物反应就可有较大差异。

有机阴离子转运多肽（OATP），基因的变化可减少许多他汀类药物的肝摄取，从而增加他汀类药物引起肌病的风险。基因对腺苷三磷酸结合 G2 转运体流出活性的损害，可导致全身性接触各种他汀类药物的机会增加。

（2）遗传变异影响与血浆蛋白结合

与药物结合的血浆蛋白有遗传多态性特征，因而改变药物的血浆蛋白结合率，影响游离药物的浓度和药物分布以及作用的时间和强度。α - 酸性蛋白（ORM）能与许多药物，特别是碱性药物结合。α - 酸性蛋白分别由 ORM1 和 ORM2 两个基因位点编码。人群中 ORM1 位点的多态性，使得一些药物与不同基因个体的血浆蛋白结合率有差异。如口服奎尼丁后，ORM1F1 表型个体未结合的奎尼丁的血浆浓度比 ORM1S 和 ORM1F1S 个体均高，导致游离药物的比例高出后者的 2 倍。

（3）遗传变异影响药物代谢酶

大多数药物代谢酶均具有临床意义的遗传多态性。药物代谢酶的多态性可通过引起作为其底物的药物的药理学作用增强或延长以及增强药物相互作用，继而引发不良反应或使不良反应更严重。个体的基因性质对药物代谢酶的活性起决定性的影响，基因中活性等位基因的数量很大程度上决定了产生的酶的数量。

（4）遗传变异影响药物靶位

一般情况下，药物通过作用于靶蛋白，如受体、酶，以及参与信号传递、细胞周期调控和其他细胞生物学过程的蛋白，而发挥效应。这些蛋白都是相应基因表达的产物。而许多编码这些靶蛋白的基因具有多态性，使个体的药物靶蛋白尤其是受体的数量、结构、功能等方面存在差异，进而改变了药物的效应。例如，如果遗传多态性降低了药物靶位酶的活性，抑制该酶所需要的药物的数量就可少于抑制具有正常活性酶的药物数量。同样，药物剂量不变，如其遗传多态性使其靶位蛋白的活性更高，则有可能产生 A 型不良反应。

4. 年龄因素

新生儿与老年人较易发生药物不良反应。

（1）新生儿

即使是健康的足月新生儿，由于药动学的功能尚未成熟，也易于发生药品不良反应，而早产儿则更易发生。

新生儿体脂较少、体液较多可改变脂溶性或水溶性药物的分布容积。新生儿血浆蛋白和α_ 1-酸糖蛋白（AAG）的浓度低，可导致血浆蛋白结合亲和力的降低和与游离脂肪酸和胆红素的竞争结合的增加。这些都可对药物半衰期的延长有影响。

新生儿由于肝脏酶系并未发育完全，药物在肝脏的代谢因此可能降低，因此，也易出现相关的不良反应。氯霉素所致的“灰婴综合征”就是一例。Ⅱ相最常见的反应是葡醛酸结合反应，使大多数药物更易溶解，易于通过肾脏排泄。对于新生儿，葡醛酸转化较慢，因而有时会导致严重不良反应。

新生儿的肾功能一般也不足，GFR 约为正常成人值的 40%。这就使地高辛和庆大霉素等药物的排泄延迟。婴儿由于肾小球滤过减少，主要经肾消除的药物或其代谢物的排泄变慢，血浆半衰期延长，一般易发生 A 型反应。

（2）老年人

虽然年龄可能不是实质性的原因，但药品不良反应在老年人中发生率可能更高，程度也更严重。

年龄因素可分类为：①基本的（生理）年龄因素；②次要的（病理）年龄因素；③第三位的（心理）年龄因素。基本的因素包括随着年龄的增高，代谢过程减慢，脑重量、神经元密度、脑血流量均下降，自身调节能力降低，血脑屏障穿过能力增加。次要的因素包括老年人更倾向于患多种疾病。第三位因素包括心理应激可能对活动、营养以及其他自我处理方面的作用。所有这三种年龄因素都会影响药物反应。中枢神经系统（CNS）的生理年龄与人体使用作用于CNS的药物后发生不良反应风险的增加相关。人体对应激反应能力（贮备能力）的降低导致维持内环境稳定能力的降低，影响平衡（如CNS镇静药）、调节体温（如酚噻嗪类）、肠与膀胱功能（如抗胆碱药）和血压（如血管扩张剂）的药物均可在正常成人剂量时引起不良反应。

随着年龄的增高，药动学和药效学都会出现相应的变化。血浆白蛋白随着年龄增高而降低。药物如与血浆蛋白结合减少，则增加了游离药物浓度，使药效增强。这是易发生药物不良反应的原因之一。随着年龄的增长，由于肝脏体积缩小和肝血流量的减少，肝脏通过CYPs代谢的能力可降低30%以上。于是，通过这一体系代谢的药物在老年人的体内浓度会更高，半衰期也延长，出现A型不良反应的可能性也更大。随着年龄的增长，GFR呈下降的趋势，80岁年龄的人平均GFR可下降30%。而由于GFR下降，主要经肾消除的药物或其代谢物的排泄变慢，血浆半衰期延长，也易发生A型反应。

5. 性别因素

女性比男性更易发生药品不良反应。可能涉及药动学的因素（女性一般体重较轻，器官较小，体脂比例高，肾小球滤过率较低，胃运动较慢）和性激素的影响。女性普萘洛尔血浆浓度可高出男性2倍。雄激素与雌激素对QT间期均有影响，而女性更易出现尖端扭转型室速。

（三）环境因素

1. 抽烟

抽烟诱导CYP1A2，亦即吸烟者比不吸烟者的CYP1A2底物的血浆浓度低。导致这一作用的不是烟中的尼古丁而是焦油。因此在食用烤肉后也可见到这一作用。吸烟对葡萄糖醛化也有轻微的诱导作用。环境因素与遗传的因素既能产生协同作用也可引起拮抗作用。CYP1A2的诱导性可能也存在基因多态性的因素。

服用主要由CYP1A2代谢的氯氮平、奥氮平、他克林或茶碱的患者如戒烟，可引起药物中毒。

2. 食物

葡萄柚汁与多种口服药物可发生相互作用，特别是与辛伐他汀、阿托伐他汀、洛伐他汀等HMG-CoA还原酶抑制剂，可导致横纹肌溶解等严重的不良反应。一些抗高血压药物如与葡萄柚汁同时服用，也有很高的发生药品不良反应的风险，如葡萄柚汁与非洛地平与硝苯地平同用可导致血管过度扩张。主要的机制是葡萄柚中的成分呋喃香豆素抑制了小肠 CYP3A4 的代谢途径，以及黄酮类成分与 P-gp 以及吸收转运蛋白［如有机阴离子转运多肽（OATPs）］的相互作用。

3. 其他

包括饮酒、紫外线、气温以及其他药物、辅助治疗的作用及之间的相互作用等。应用某些药物时饮酒可出现双硫仑样反应；应用某些药物后可出现光毒性反应。药品与辅助治疗之间的相互作用可诱发某些不良反应。有人统计患者每次住院平均大约使用 10 种不同的药物。患者的病情越重，往往所给的药物越多，发生药物相互作用的概率也越高。住院患者所给药物<6 种时，不良反应的概率约为 5%，但当>15 种时，概率就会>40%。

四、药物不良反应的处理

A 型反应一般需要减量使用涉及药物，但如果反应严重，也可能需要暂时停用相关药物。

对于 B 型反应，由于难于预测，往往很难避免。一旦发生了，为尽可能减少损害，必须立即停用所疑的药物。如不熟悉相关处理，可邀请专科会诊。有时必须给予支持治疗，特别是对过敏性反应和过敏样反应。有时可用皮质激素来抑制炎症或潜在的纤维化进展。

对于大多数可疑的 ADR，医师都应向有关部门报告。通过报告系统，积累类似的病例报告后才能尽早鉴别和研究非预期的 ADR，对以后药物安全使用有所帮助。药师、护士和其他医务人员也应报告 ADR。我国已将 ADR 的监测和报告列为法规，向管理部门报告也是 ADR 处理的一个部分。

五、药物不良反应的防范

（一）一般原则

ADR 的防范需要熟悉药物及其可能的反应。如果患者药物治疗后出现非特异性的症状，在开始系统性处理之前，不能除外 ADR。

对于与剂量相关的 ADR，应尽可能避免多药同用，避免药物相互作用。

开始时小剂量，逐渐增加剂量有助于避免不良反应。人体对药物的反应存在很大的变异。有的药物，如华法林和肝素，必须根据患者的情况进行个体化使用。应注意根据患者肾功能和肝功能的情况调整剂量。

（二）临床监测和防范

许多发生 B 型不良反应的患者之前使用同一药物或同类药物时曾经发生过反应，因此，在患者的住院病历首页或门诊病历首页应清晰地记录曾引起不良反应的药物。我国许多医疗机构建立了信息管理系统，应用电脑记录患者以往的 ADR 发生情况，并在医师处方有关药物时做提示，可以有效地减少 B 型不良反应的发生。

（三）血药浓度监测

监测血浆中的药物浓度对于避免某些 ADR 有一定价值。理想的监测药物治疗的方法是简单地测定药物的效应（如口服抗凝治疗），但是这很少能做到。在缺乏药效学的测定手段时，测定血浆的药物浓度可作为有效性和安全性的标记。

酸性糖蛋白（AAG）是一种急性时相反应蛋白，与利多卡因、丙吡胺（吡二丙胺）、奎尼丁、维拉帕米等许多药物有很强的结合力，测定血浆 AAG 的浓度后可凭此计算某些化合物的游离浓度。然而，在急性心梗、手术、创伤、烧伤，或风湿性关节炎等炎症时，AAG 可升高，此时根据全血的浓度做判断会高估游离的药物浓度。新生儿、肾病综合征和严重肝病患者，AAG 可减少，又可造成低估游离药物浓度。因而如能测定游离药物浓度对防范或诊断更有帮助。

药物基因组学将基因组技术，如基因测序、统计遗传学、基因表达分析等用于药物的合理应用。基因检测等技术的发展为鉴定遗传变异对药物作用的影响提供了客观条件，已可用凝胶电泳、聚合酶链反应、等位基因特异的扩增、荧光染色高通量基因检测等技术来检测一些与药物作用的靶点或与控制药物处置相关的基因变异。此外，DNA 阵列技术、高通量筛选系统及生物信息学等的发展，也为药物基因组学研究提供了多种手段和思路。

目前，药物基因组学通过对患者的基因检测，如对一些疾病相关基因的单核苷酸多态性（SNP）检测，进而对特定药物具敏感性或抵抗性的患者群的 SNP 差异检测，从而可以从基因的角度指导临床进行个体化药物治疗，使患者既能获得最佳治疗效果，又能避免 ADR，达到用药个体化的目的。

药物基因组学可以弥补血药浓度监测进行个体化给药的不足，为 ADR 的防范开辟一条新的途径，然而目前要在临床应用仍面临许多挑战，主要是用于专业教育、技术培训、监管以及医保支付等方面。

第三节　用药错误

药物治疗是患者接受的最常见的医疗方式。大多数患者在接受药物治疗的同时被告知该药有助于其生命质量的提高。然而许多患者因用药而受到伤害，甚至因用药而致死。据国外统计，药源性伤害可占到住院患者伤害的6.5%。而高达19%的医疗致残是由药物不良事件引起的，其中有45%与用药错误相关。用药错误不仅给患者造成伤害，还会给医疗机构造成直接经济损失，甚至严重影响医疗机构的声誉。

一、用药错误的概念

用药错误（ME）系指医务人员、患者或消费者支配药品时，出现的任何可以防范的可能引起或导致不恰当地应用药物或伤害患者的事件。此类事件可能与专业工作、医疗用品、操作程序和系统相关，包括：处方，处方传递，产品标签、包装和命名，审方、调配、校对、发药交代，流通，执行医嘱，教育，监测和使用，等等。ME不一定造成伤害，引起伤害的只是ME的一小部分，这部分也属ADE的范畴。ME属于可防范的ADE。

根据前述ME的定义，ME也可能是因为未对患者进行充分的用药教育而引起的。例如，某患者因哮喘使用喷雾吸入剂，因用法不当而未能将药物充分吸入，从而发生了ME。再如医师处方时写错了剂量，即使在配方时被药师发现，并在药师干预后进行了改正，患者最终得到的是正确的剂量，但在该治疗过程中已出现了错误，虽然没有导致不良事件，但按定义已属ME范畴。即导致不良事件并非构成ME的必要条件。

二、用药错误的分类

对ME进行分类，有利于医院或其他部门鉴别和追踪错误，有助于发现错误出在哪一环节及其严重程度，有助于采取措施改进药物应用的过程，减少同类错误的发生。

大多数ME的报告系统都要求报告错误的类型与后果，相关机构就可以应用获得的信息，将注意力集中于导致最严重后果的错误类型上。

（一）按技术环节分类

1. 处方错误

此类错误范围广，一般集中于药物、剂量、剂型、给药途径选择不当等。包括单一适应证重复处方、用药过量或不足、用药时间间隔不当、剂型选择不当、给予致患者过敏药物、非法处方等。曾有人研究后得出结论，最常见的处方错误是剂量不当，其次是患者对于处方的药物有过敏史或禁忌证，再次是剂型不当。其他较多见的处方错误包括适应证错误以及疗程不当等。

2. 用药时间错误

总的说来，这类错误因未根据预定的间隔时间用药而发生，由此可能影响药物的有效性和安全性。有的人认为不太可能完全准确地按预定的间隔时间给药。对此，医院应该制定管理规范来限定确切的用药时间。

3. 遗漏用药

在预定用药时间患者没有用药。这是用药过程中仅次于用药时间错误的另一种常见的错误类型。

4. 处方权限错误

无处方权的医师给患者开具处方，也包括将正确的药品错发给患者。

5. 剂量不符

剂量不符系指发给患者的药物剂量与处方不符。如原来处方的剂量错误，药师提醒医师将其改为恰当的剂量，这种情况不属于剂量错误，而是处方错误。剂量不符这类错误一般是因为计算错误、单位换算错误而引起的。

6. 剂型不符

此错误也不同于处方错误，发生于患者所得到药品的剂型与处方不符，而患者的处方剂型是正确的。

7. 调配错误

此错误发生于重新配制药品时，往往发生于静脉输液的调配。

8. 给药技术错误

如静脉给药速率过快，应肌内注射的药物被静脉注射等。

9. 使用降解药品

养护不当而提前降解的药品或过期药品仍被使用。

10. 监测错误

未在用药前后对患者进行监测。如未对将要进行华法林治疗的患者进行血凝状况测试，未对使用氨基糖苷类的老年患者进行肾功能监测，给药前未查阅患者的病史而造成药物相互作用，等等。

11. 依从性错误

患者未根据医嘱用药。表面上虽不是医务人员的责任，但应考虑的是医师、药师用药指导不力的直接后果。

ME 的出现形式并非孤立的，一次用药过程中可能出现多种 ME，而一起 ADE 的发生可能是多种类型 ME 综合而成的。

（二）按心理学分类

心理学家认为，错误是一种有意行为的故障，计划制订的错误和计划执行的错误应分开。如果计划本身就有一些漏洞，这是“认识的错误”。计划制订完善但执行得不好，那是执行的失败。据此，ME 可分为认识错误、规则方面的错误、执行的错误、记忆性错误四大类。

1. 认识错误

可分为知识性错误和规则性错误；而执行的失败可分为操作性错误及记忆性错误。任何程度的知识（比如，常识的、专门的或专业的）的缺乏都可导致认识的错误。青霉素可引起过敏反应是常识，而只有专业人士才知道“复方氨苄西林”中也含有青霉素。对以上三种知识（常识的、专门的或专业的）中的任何一种缺乏了解都会导致认识的错误。

2. 规则方面的错误

可以进一步被归类为错用好的规则或好的规则实施失败，以及使用了不正确的规则。

3. 执行的错误

被定义为“执行了一项不是本来计划要执行的行动”。如笔误，打算写地尔硫䓬却写成了地西泮。技术错误是操作性错误中的一个亚类，它的定义为“由于执行有缺陷，而导致结果没能出现或产生了错误的效果”。如向输液瓶中加入了错误数量的药物。

4. 记忆性错误

当忘记了某些事情，就可能出现记忆性错误。例如，明知患者对青霉素过敏，但由于忘记，仍然给予青霉素。

心理学理论分类不仅是描述错误，而且还解释了错误的发生。但其不足是专注于个人的过错，而不是错误发生的系统原因。

（三）其他分类

错误也可以按涉及错误的专业或管理部门来区分，如处方（医师）、处方信息的传递、处方调配（药师）以及用药医嘱的执行（护士）等。如果管理部门发现发生的大多数错误都是处方错误，那就必须加强对处方医师的培训，或制定新的、有利于减少这些错误的管理条例。

如果发现配方错误增加，那就应检查与这些错误相关的药房操作程序。这一分类比较适用于医疗机构现有的条块管理，可迅速找到相关的责任部门。

对错误进行分类有重要的作用。卫生管理部门可根据 ME 的程度、类型及其后果，对人力、物力做调整，力求“对症下药”。

三、用药错误原因分析

错误是带有心理学原因的心理学事件。为了更好地理解医务人员犯错的原因，研究犯错时的认知过程很有必要。但是，即使对犯错的心理学原因一清二楚，仍难免不犯错。因

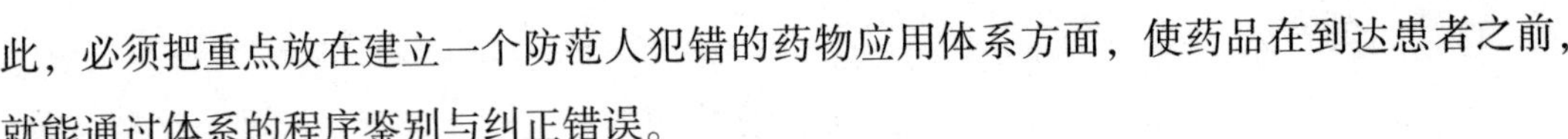

此，必须把重点放在建立一个防范人犯错的药物应用体系方面，使药品在到达患者之前，就能通过体系的程序鉴别与纠正错误。

（一）管理滞后

未调动医务人员的工作积极性，管理松散，未能建立有实效的继续教育制度，安全体系不健全或失效。

（二）硬件设备落后

硬件设备及设备落后，难以保证患者用药安全性。

（三）人际因素

疏于沟通、缺乏交流，亦即人际因素。与同事或医务人员疏于交流一直被认为是引起ME的因素之一。例如，当对医师的处方有疑问时，药师未及时与处方医师沟通，主观猜测就很可能发生给药错误。

（四）违反工作规范

一项研究披露，42%～60%的药师认为不核对是配方出错的主要原因。不核对也是发药时出错的原因。护士也应了解某些药品的特殊使用方法，以有助于提高其药物使用水平。

（五）知识缺乏

知识缺乏往往直接导致误解。刚毕业且尚无工作经验的住院医师若无有经验的医师指教，就容易发生错误。

（六）疏忽

不是因理解问题而导致的错误，而是指专业人员工作时注意力不集中而发生的错误，如写错姓名或标签。

疏忽往往是认知功能与个人的或环境的因素相互作用或受到干扰而造成的。一些专业相关的特殊因素以及工作环境都可能造成错误。导致注意力不集中、影响认知的因素有：

1. 工作负担过重

很多药师认为工作过于忙碌是配方出错的主要原因，太忙而难免出错。大多数药师与研究ME的专家都同意工作过度疲劳是影响认知、导致ME的最主要原因。

2. 个人的特点

如年龄、灵敏度、健康状态，都是出现工作失误的相关因素。紧张程度与疲劳对 ME 的发生也有影响。心态不好、厌倦工作、烦躁等，最易发生错误。

3. 工作环境

工作环境差，可导致错误的发生。光线暗、噪声大都已被证明是错误率上升的原因。高温天气、患者干扰或在配方过程中接听电话，也都是影响因素。

4. 外部因素

包装类同、药名相似对 ME 有很大影响。曾有研究发现，因药名形似或音似而导致的 ME 占 37%。由于各种复杂的规定，处方医师在开处方时不得不更多地考虑专业之外的问题，也是导致疏忽的因素。医院药房是各专业中涉及政策、法规最多的医疗部门，各种政策、法规、管理条文也可能造成药师工作时注意力的分散，从而导致配方错误率上升。

5. 内部因素

从管理角度，精神不集中或过度紧张、长时间工作、过度劳累等，都可能影响人的认知和防范错误的能力。

6. 人际因素

疏于与同事、患者交流会使错误率上升，而频繁地被他人干扰同样容易导致错误。

综上所述，影响认知、导致 ME 的往往是多种因素的混合作用。多种因素可能同时出现而导致出错。

（七）缺乏对患者的指导

对患者的用药指导是配方前最后一次用药的安全核对。与患者交谈有利于药师根据患者的状况核对药品与剂量，有利于药师发现处方和调配过程中的错误。曾有研究表明，在社会药房中 89%的错误是在对患者的指导过程中被发现的。一方面是缺乏对患者的指导而发生错误；另一方面是在对患者指导用药时提供不正确的信息而导致错误。提供不正确信息也可归为知识缺乏。

在药物应用过程中，还有多种可导致错误发生的人和环境的因素。药物应用的过程涉及各类医务人员、非专业人员、患者以及各种生理环境，因此，要解决错误的根源，不能“就事论事”，任何时候发生了错误，处理的重点都应是从管理方面以及安全体系方面找出原因并予以纠正。

四、常见错误防范对象

医务人员如能对各种环境中发生错误的可能性有充分的认识，那么在其医疗行为中即可避免错误的发生。医院管理人员要努力提高自身素质，适应现代化医院管理的要求。药物使用的过程涉及各类专业和非专业人员，即使受过最好培训、工作最谨慎的专业人员，仍难免犯错误。务实的医院管理部门应向医务人员提供有利于防范错误发生的方法与措施。应意识到出现 ME 并不只是个人行为的结果，而是药物使用管理过程中的疏漏所致。

（一）加强患者用药指导

药师在将药品交给患者时进行用药指导，既可强化自己的职业形象，又可防范发药错误的发生。同样，如果护士在给药时询问患者有无过敏史并向患者介绍药品的用途与使用方法，也有利于减少错误的发生。而医师在开具处方时更详尽地询问病史，同样有利于合理用药。如果药师的指导与医师对患者的交代不一致，就说明可能出现了 ME。

（二）增进医务人员间的交流

医务人员之间需要增进交流。字迹潦草、缺少有效沟通都不利于减少 ME。如果对处方有疑问，则必须鉴别清楚后才能进行后续工作。缺乏合理用药的知识是很常见的导致处方错误的原因。“三人行必有我师”，为保证合理用药，开具处方者应多咨询药师、其他医师或参阅有关医药文献。

（三）加强培训与继续教育

缺乏知识是最常见的导致 ME 的原因。医务人员应与时俱进，知晓医药发展的最新动态。经验在知识的形成过程中有着无法替代的作用，但是个人过去的经验不能代替对最新医学文献的阅读、理解和运用。医务人员的药物治疗知识必须与时俱进，医院管理部门要创造条件为医务人员提供继续教育的机会，并应对各类专业人员进行跨专业的培训。

（四）建立报告体系

医院管理部门应建立非惩罚性的 ME 报告和分析系统。为了避免再出现类似错误，医院管理部门必须将 ME 的报告列为常规工作。没有一定数量的 ME 报告，管理部门就无法弄清错误发生的环境，并难以改进对药物使用的管理。

上报 ME，尤其上报严重的或致命的错误，对医务人员个人及相关医疗机构都可能造成不利后果。但为使其他医疗机构或同行避免类似错误，医务人员必须将 ME 的上报列为常规工作。理由如下：一是可提高目前的药物使用管理水平，如果没有一定数量的 ME 报告，管理部门无法弄清错误发生的环境；二是可发挥主动鉴别错误的作用，并可利用该信息改进药物治疗的管理。

（五）改善工作环境

光线暗、噪声大、高温、紧张的工作环境等均是导致发生错误的不利因素，管理部门应支持有关部门加强硬件建设，改善工作环境和条件。

（六）建立错误过程模型并进行有效分析

建立错误过程模型即建立鉴别潜在的错误与不良转归的系统。这一技术分析系统在航空航天工业早已建立、应用多年。错误过程分析系统的建立，可为低 ME 发生率的药物治疗体系的设计和建立提供数据依据。

（七）健全药物与患者的数据库

获取信息困难是产生 ME 的重要原因，特别是处方错误。医院管理部门应保证所有医务人员都能迅速获得具体的患者信息与一般的药物信息。医院应建立药物情报中心，添置药物情报咨询软件，设立药物情报咨询岗位。药物与患者用药数据库证明，药物知识丰富的药师参加查房对于减少 ME 有显著效果。

（八）加大信息技术投资

为提高医疗质量，减少 ME，医院管理部门应对信息技术有足够的投资。应使医务人员在计算机终端前就可得到详尽的药物信息与患者资料。电子处方系统可减少许多类似字迹潦草、缩写等引起的问题，为药师和医师节约时间。其他诸如采用自动配方设备、处方决策支持系统的软件，都已证明能减少 ME 的发生。

（九）多部门通力合作

医院管理部门必须贯彻有利于减少 ME 发生的方针。人事管理部门应保证相关的工作岗位上有足够的人员，解决药师工作过度疲劳、人员严重不足的问题。财务管理部门应在财务上支持计算机单剂量配方系统的尽快安装，以显著降低用药错误。医疗质量管理部门应对 ME 进行定义与分类，并制定管理制度，监测与收集 ME 报告；并执行鼓励报告、不对报告人员进行惩罚的策略。科研管理部门应鼓励开展对 ME 的研究。医院药事管理组织应规范管理，贯彻有利于提高医疗质量的方针，执行有利于减少 ME 的措施。

综上所述，ME 是医疗机构中普遍存在的问题。报告 ME 对于医院质量的评估及药物使用过程中各环节的改进都十分必要。保证患者用药的安全、有效是每一位医务人员的神圣职责。药师是患者使用药物过程中保驾护航的中坚力量，是无可争议的主角。多项研究已经证明，在减少药源性伤害方面，药师发挥着不可替代的作用。

用药安全问题反映了医院的管理水平。加强管理是促进医院用药安全的根本，特别是对 ME 的防范。为了患者的安全，应从管理角度研究医疗中的用药安全性问题与潜在的药源性伤害，研究其发生或存在的原因，为卫生保健体制与医学模式的改革提供依据。

第四节　高危药品

高危药品，即需要高度警戒的药品，是指该类药品一旦应用错误时可引起患者明显伤害，并不是指药品本身的损害获益比高。使用该类药品也并不一定会出现更多的错误，但是一旦出现错误将给患者带来毁灭性的后果。确切的称法应为高度警戒的药品，也有人称之为高风险药品。

在处方、调配、配发和用药医嘱执行过程中，高危药品的安全管理程序包括以下几方面。

一、处方管理

（一）避免口述处方

禁止口述高危药品为处方。

（二）专用处方单

应用专用处方单开具高危药品处方。

二、调配和配发

（一）专用区域存放

所有储存的区域应有明确的标志，并与一般的药品分开存放。如果高危药品必须在患者治疗的区域保存，储存区域应上锁并在储存箱上明显的位置标出高危药品的警告标签。

（二）明确的告诫标志

如果应用配发箱作为配发高危药品的设施，配发箱上应有明确的信息告诫护士，应将药品在高度警戒的状况下处置。每一置有高危药品的包装，也应有告诫护士的标志。

（三）明确的标签

高危的静脉输液应有明确的标志，如字体的设定应与其他的标签有明显的区别。

三、执行用药医嘱

（一）复核

应要求护士在使用高危药品前进行复核。复核的定义是：第一，独立地比较手上的药品的标签和内容与手写处方或药房发出的用药单是否一致；第二，独立地核查需要调配的药品的剂量计算是否正确。如果处方没有写明针对具体患者的剂量单位，不能直接配发的药品；第三，连续静脉输液时，确保输液泵编程的准确。

注意人工复核并不总是减少错误的理想办法，并且可能并非对所有的高危药品均有可操作性（如小医疗机构、夜间、在手术室等原因）。

（二）确认复核

另一护士在执行用药单上的医嘱之前应做第三次核对，在复核签字处签字，然后执行医嘱并记录。

（三）应用剂量换算表

应在所有应用高危药品的患者治疗的区域，放置并应用标准剂量换算表（如 xmL = ymcg）。

（四）操作核实

开始执行高危药品的连续静脉输液时，应由另一护士核实：第一，五对（患者对、药品对、剂量对、时间对、途径对）；第二，从输液泵直到插入位点，检查目标输液是否正连接在目标通路上；第三，输液速率是合适的。

（五）患者转换交接核查

患者转换病房时，转出病房护士与转进病房护士应做交接，在床旁核查高危药物的连续静脉输液状况。护士应对照处方或用药单，核查患者、药品、输注速率和药品的浓度。

（六）应用静脉输液泵

所有高危药品的连续静脉输液都应通过静脉输液泵进行。

第五章　中药炮制的理论、影响与疗效

第一节　中药炮制的理论基础

中药炮制起源于中药的发现和应用，在中医临床需要与相应加工炮制技术的结合中发展和提高，是中医治疗体系中的一个关键环节。中药炮制理论是中医药学理论体系的重要组成部分，是古代医家在长期的用药实践中总结而成的，用以指导中药炮制的临床用药和加工炮制。中药炮制理论的产生是中药炮制学发展到一定程度的必然产物，对中药炮制学的发展起到了极大的支撑和推动作用，使中药炮制学科体系更加完整。

一、中药炮制传统制则和制法

中药炮制遵循中药七情和合的配伍理论，选择炮制方法和辅料，以达到符合临床用药需求的目的。依据寒者热之，热者寒之，虚则补之，实则泻之，恢复人体阴阳平衡的基本治则，达到缓和或转变性能之目的。

（一）中药炮制制则

1. 相反为制

是指用药性相反的辅料或某种炮制方法达到制药中药的偏性或改变药性。如用辛热升提的酒炮制苦寒沉降的大黄，使其药性转降为升。用辛热的吴茱萸炮制苦寒的黄连，可杀其大寒之性。用咸寒润燥的盐水炮制益智仁，可缓和其温燥之性。苦寒的生地蒸后变为甘温的熟地。

2. 相资为制

是指用药性相似的辅料或某种炮制方法来增强药效。资，有资助之意。如用咸寒的盐水炮制苦寒的知母、黄柏，可增强滋阴降火作用。酒炙仙茅、阳起石可起到温肾助阳作用。蜜炙百合可增强其润肺止咳的功效。蜜炙甘草可增强补中益气的作用。

3. 相畏为制

是指利用某种辅料来炮制药物，以制约某种药物的毒副作用。如生姜能杀半夏、南星毒（即半夏、南星畏生姜），故用生姜炮制半夏、南星。另外一些辅料，古代医药著作在论述配伍问题时虽未言及，但在炮制有毒中药时常用到这些辅料，因此，也应列为“相畏为制”的内容。如用白矾、石灰、皂荚制半夏、南星；蜂蜜、童便、黑大豆制川乌；豆腐、甘草制马钱子等。

4. 相恶为制

是中药配伍中“相恶”内容在炮制中的延伸应用。“相恶”本指两种中药合用，一种中药能使另一种中药作用降低或功效丧失，一般属于配伍禁忌。但据此理论，炮制时可利用某种辅料或某种方法来减弱中药的烈性（即某种作用减弱，使之趋于平和），以免损伤正气。如麸炒枳实可缓和其破气作用；用米泔水炮制苍术，可缓和苍术的燥性。辛香中药加热可减弱辛散之性，如煨木香无走散之性，唯觉香燥而守，能实大肠，止泻痢。醋制减低商陆、甘遂等中药峻下逐水的作用，免伤正气。

5. 相喜为制

是指用某种辅料或中药来炮制，以改善中药的形色气味，提高患者的信任感和接受度，利于服用，发挥药效，增加商品价值。如乌贼骨、僵蚕、乳香、没药或其他有特殊不良气味的药物，往往为病人所厌恶，服后有恶心、呕吐、心烦等不良反应，用醋炙、酒制、漂洗、麸炒、炒黄等方法炮制，能起到矫臭矫味的效果，利于病人服用。

（二）中药炮制制法

1. 制其形

是指改变中药的外观形态和分开药用部位。“形”，指形状、部位。中药因形态体积各异，不利于配方和煎熬，所以，在配方前都要加工成饮片，煎煮时才能达到“药力共出”的要求。常常通过碾、捣或切片等处理方法来达到目的。不同药用部位功效有异，须分开入药。

2. 制其性

是指通过炮制纠正或改变中药的性能。抑制过偏之性，免伤正气；改变中药寒、热、温、凉或升、降、浮、沉的性质；通过炮制增加中药的香气，以达启脾开胃的作用，满足临床灵活用药的要求。

3. 制其味

是指通过炮制，调整中药的五味或矫正劣味。根据临床用药要求，用不同的方法炮制，特别是用辅料炮制，能改变中药固有的味，使某些味得以增强或减弱，达到“制其太过，扶其不足”之目的。如生山楂过酸，炒焦后可纠正其过酸之味。僵蚕、紫河车等除其腥臭，以利服用。

4. 制其质

即通过炮制，改变中药的性质或质地。改变中药质地，有利于最大限度发挥中药疗效。如穿山甲砂炒至酥泡，龟板、鳖甲砂炒至酥脆，矿物药煅或淬等，均有利于煎出有效成分或易于粉碎。改变中药性质的内容较广，包括改变药性和功能。如毒剧药多以蒸、煮等法加热透心而有余味。中药煨或制霜，既要求保留原有性质，又能纠正偏性。加入其他药共制，或发酵，或复制等，都是在无损或少损固有药效的前提下，增加新的作用，扩大治疗范围或抑制其偏性，更好地适应临床用药的需要。

二、中药炮制生熟理论

中药炮制的生熟理论是总结中药生熟饮片性能变化，功效异同，并用于指导炮制生产和临床应用的理论。生即生品，是指仅经过净选或切制的中药饮片。除毒剧药物以外，常与药材名相同，如酸枣仁、甘草、生天南星、厚朴等；熟即熟品，是指将生品通过加热、加辅料、制霜、水飞等方法进一步炮制过的中药饮片，常在药材名前冠以炮制方法或以脚注的形式说明，如炒酸枣仁、炙甘草、制天南星、厚朴姜制等。

（一）生熟理论的提出和形成

中药生熟概念的提出始见于《神农本草经》，在“序例”中就有“药，有毒无毒，阴干暴干，采造时月，生熟，土地所生，真伪陈新，并各有法”的陈述。汉代名医张仲景在《金匮玉函经》卷一“证治总例”中也明确指出：“凡草木有根茎枝叶、皮毛花实，诸石有软硬消走，诸虫有毛羽甲角、头尾骨足之属。有须烧炼炮炙，生熟有定。”总结出中药有生用、熟用之分。

中药生品饮片经加热、加入辅料等炮制成熟药饮片后，不但改变中药性能，增强中药疗效，扩大用药范围，降低中药毒性，消除或减轻副作用，确保用药安全，而且扩大了中医临床用药范围，增加了临床用药品种，逐步形成了中药炮制的生熟理论。

中药生熟异治或者生熟异效，是指仅经过净制或者切制的生品饮片和进一步加热、加辅料炮制后的熟品饮片治疗功效不同。如甘草生品长于泻火解毒，化痰止咳；多用于痰热咳嗽，咽喉肿痛，痈疽疮毒，食物中毒及中药中毒。蜜炙甘草以补脾和胃，益气复脉力胜；常用于脾胃虚弱，心气不足，脘腹疼痛，筋脉挛急，脉结代。

（二）生熟理论的主要内容

1. 生泻熟补

一些中药生品寒凉清泻，通过炮制加热、加辅料成为熟品以后，能变寒为温，药性偏于甘温，作用偏于补益。如地黄鲜用味甘、苦，性寒，具有清热、生津、凉血、止血功效，用于热邪伤阴，舌绛烦渴，发斑发疹，吐衄等；产地加工干燥成为生地黄后，性味甘、寒，为清热凉血之品，具有清热凉血，养阴生津的功能，用于热病烦躁、发斑消渴、骨蒸劳热、吐血、衄血、尿血、崩漏；生地黄蒸制成熟地黄后，药性由寒转温，味由苦转甜，功能由清转补，具有滋阴补血，益精填髓的作用，用于肝肾阴虚，目昏耳鸣，腰膝酸软，消渴，遗精，崩漏，须发早白。又如何首乌生用能通便解疮毒，黑豆汁蒸炖炮制，则补肝肾，益精血，乌须发。若肝肾两虚病人用生首乌，非但不能补，反而会导致泻下，绝非疾病所宜。

2. 生峻熟缓

某些中药生品饮片药性峻烈，制成熟品饮片后作用可缓和。如大黄生品苦寒沉降，气味重浊，走而不守，直达下焦，泻下作用峻烈，具有攻积导滞，泻火解毒的功能；大黄酒炙后可明显缓和泄泻作用；大黄经长时间蒸炖炮制成为熟大黄后泻下作用、腹痛之副作用消失，并增强活血祛瘀之功。如峻泻寒积的巴豆，制霜后峻烈之性大减，可用于小儿痰食壅滞，疳积。如麻黄生者发汗作用峻猛，蜜炙后发汗作用缓和。

3. 生毒熟减

有些中药生品毒性或刺激性大，炮制后毒性降低或缓和。毒指对人体的伤害或刺激，世医药学家在医药著作中记载有大毒、有毒、有小毒的中药。若大量长期服用容易出现中毒症状。生品毒性较大，临床使用不安全，多外用，若内服必须经加热等熟制减毒后再用。如苍耳子、苦杏仁、斑蝥、红娘子、青娘子、马钱子、乌头、肉豆蔻等，经炮制成熟品后均可减低毒性。

4. 生行熟止

有些中药生品行气散结，活血化瘀作用强，炮制成熟品饮片偏于收敛，止血、止泻。生行指能行、能散、能下，熟止指辛散、泻下作用降低，甚至产生收敛止泻的效果。如生麻黄能发散，即发汗解表，蜜炙麻黄通过加热，使具发汗作用的辛散成分（挥发油）散失，发散作用显著降低，而止咳平喘作用则增强。如木香生品行气，煨制后行气作用大减，而止泻作用大增，长于实肠止泻。如大黄生品泻下，减少其在肠中的停留时间，炒炭后其泻下作用几无，而具有止血、止泻作用。有些中药生品性滑，具活血化瘀作用，加热炮制成为炭药，性变收涩，具有收敛止血作用，例如蒲黄等。

5. 生升熟降

中药升降浮沉与其生熟有一定的关系，并且受辅料的影响更明显。砂仁为行气开胃、化湿醒脾之品，主要作用于中焦，经咸寒的盐炙后，以下行温肾为主，治小便频数。莱菔子辛甘平（偏温），作用趋势主升浮，但因是种子类中药，质重沉，故应沉降，综合来看，能升能降。张锡纯认为莱菔子“其力能升能降，生用则升多于降，炒用则降多于升”，这种认识与实际情况基本一致。莱菔子生品以升为主，长于涌吐风痰，炒后以降为主，善于降气化痰、消食除胀，这与“生升熟降”的观点相吻合。

6. 生降熟升

辅料对中药升降浮沉的影响古今认识基本一致，通常是酒炒则升，姜汁炒则散，醋炒则收敛，盐水炒则下行等。如生黄柏苦寒沉降走下，为清下焦湿热之品，经辛热升散的酒制后则苦寒之性大减，借酒升腾之力，引药上行，善于清上焦头面之热。黄芩、大黄酒炒亦有类似作用。这与“生降熟升”的观点一致。

中药究竟是“生降熟升”还是“生升熟降”，不具有普通规律性，故不应偏执一面，生升熟降理论与中药气味的厚薄有关。一般来说，气厚味薄者，如砂仁、莱菔子是生升熟降；而味厚气薄者，如大黄、黄连、黄芩是生降熟升。总的原则应以炮制前后药性的变化为主要依据，并结合其他方面，具体中药具体分析。

除此之外，有的中药生品药性寒凉，加热、加辅料炮制后药性改变为温热，即“生凉熟温”，如地黄、何首乌等。

需要指出的是，同中药的其他传统理论一样，“生熟理论”主要是概括了中药炮制的多数常态，有些“变态”则难以概括其中，如“诸花皆升，旋覆独降”之类，因此，“知常达变”也是学习领悟中药炮制理论。

三、中药炮制药性理论

中医对中药性的认识及使用，是以其性味（四气五味）、归经、升降浮沉、有毒无毒等归纳总结的，以区别中药的共性和个性。在长期的中药临床实践应用过程中，逐步认识到炮制可以改变中药的性味、升降浮沉、归经、毒性等，从而总结出炮制对中药药性的影响规律，并作为炮制的基本理论，指导中药炮制品种的炮制生产和临床应用等。

（一）炮制改变或调整中药性味

四气五味是中药的基本性能之一，是药性理论的核心与中药治病的根本依据，它是按照中医理论体系，把临床实践中所得到的经验进行系统的归纳，以说明各种中药的性能。性味与中药的升降浮沉和归经也有一定的相关性。性（气）和味是每个中药所固有的性质，并且各有所偏。中药的性和味是一个不可分割的整体，不同的性和味相配合，就造成了中药作用的差异，既能反映某些中药的共性，又能反映各自中药的个性。

炮制可以改变或调整中药的性味，从而达到中药防治作用的目的，主要有以下三种情况。

1. 纠正中药过偏之性味

在相反为制的原则下，通过加入辅料或者采取一定的炮制方法，纠正中药过偏之性，也称“反制”。如栀子苦寒之性甚强，经过辛温的姜汁制后，能降低其苦寒之性，即所谓“以热制寒”。若用咸寒的盐水炮制辛温的巴戟天、茴香等，可以缓和辛温之性，即所谓“以寒制热”。这也是中医治则理论“寒者热之，热者寒之”在中药炮制中的运用。

2. 增强中药不足之性味

属“从制法”即“相资为制”。一种情况是中药的药性本偏，但用于实证或重证仍嫌药力不足，通过炮制进一步增强其药力。如以苦寒的胆汁制黄连，更增强黄连苦寒之性，所谓寒者益寒，用于泻肝胆实火，以求速效。以辛热的酒制仙茅，更增强仙茅温肾壮阳作用，所谓热者益热，常用于命门火衰，阴寒偏盛的阴痿精冷，宫寒不孕或寒湿痹痛。另一种情况是中药的药性较缓和，临床嫌其药效不强，取效太慢，通过炮制增强其药性，从而增强中药的作用。如辛温的当归用辛热的酒制可增强辛散温通作用，常用于血瘀痛经或血瘀经闭以及跌损所致的瘀滞肿痛。这实际上是中药配伍七情中“相须”配伍的运用。

3. 改变药性，扩大中药用途

一种情况是同一来源和同一药用部位，经过炮制，可成为多种饮片规格，药性发生变化，适用于临床不同病症。另一种情况是中药性味发生根本性的转变，炮制前后功效也迥然不同。如天南星性本辛温，善于燥湿化痰，祛风止痉；加胆汁制成胆南星，则性味转为苦凉，具有清热化痰、息风定惊的功效。可见天南星不但性（气）向相反的方面转化，而且味也发生根本性的转变。

（二）炮制改变或增强中药作用趋向

中药作用于机体的趋向即中药的升降浮沉，是中医临床用药应当遵循的规律之一。升降浮沉与性味厚薄有密切的关系。一般而言，性温热、味辛甘的中药，属阳，作用升浮；性寒凉、味酸苦咸的中药，属阴，作用沉降。升降浮沉还与气味厚薄有关。另外，升降浮沉与中药的用药部位、质地也有一定的联系。

中药经炮制后，由于性味和质地的变化，可以改变其作用趋向，尤其对具有双向性能的中药更明显。如黄柏原系清下焦湿热之药，经酒制后作用向上，兼能清上焦之热；黄芩酒炒可增强上行清头目之热的作用。加入辅料的炮制作用更加明显，通常酒炒性升，姜汁炒则散，醋炒能收敛，盐水炒则下行。如砂仁为行气开胃、化湿醒脾之品，作用于中焦，经盐炙后，可以下行温肾，治小便频数。中药大凡生升熟降，如莱菔子能升能降，生品以升为主，用于涌吐风痰；炒后则以降为主，长于降气化痰，消食除胀。由此表明，中药升降浮沉的性能并非固定不变，可以通过炮制改变其作用趋向。

（三）炮制改变或突出中药作用部位

中药作用的部位常以归经来表示，它是以脏腑经络理论为基础的。所谓“归经”就是指中药有选择性地对某些脏腑或经络表现出明显的作用，而对其他脏腑或经络的作用不明显或无作用。如生姜能发汗解表，故入肺经，又能和胃止呕，故入胃经。

中药经辅料和加热炮制，可达引药归经之效，如醋制入肝经，蜜制入脾经，盐制入肾经等，增强中药在某一经络的作用。

很多中药能归几经，可以治几个脏腑或经络的疾病。临床上为了使中药更准确地针对主证，作用于主脏，发挥其疗效，须通过炮制突出主要作用部位。中药经炮制后，作用重点可以发生变化，对其中某一脏腑或经络的作用增强，而对其他脏腑或经络的作用相应地减弱，使其功效更加专一。如益智仁入脾、肾经，具有温脾止泻、摄涎唾、固精、缩尿等功效；盐炙后则主入肾经，专用于涩精、缩尿。知母入肺、胃、肾经，具有清肺、凉胃、泻肾火的作用；盐炙后则主要作用于肾经，可增强滋阴降火的功效。青皮入肝、胆、胃经，用醋炒后，可增强对肝经的作用。如生地可入心经，以清营凉血为长，制成熟地后则主入肾经，以养血滋阴、益精补肾见长。

总之，炮制对中药的影响是多方面的，如在上述例子中，生地制成熟地后，不但性味发生改变，归经、功效也发生了变化。但是应该注意因脏腑、经络的病变可以相互影响，在临床应用时，又不能单纯受归经的限制，必须与整个中药药性结合起来考虑和应用。

（四）炮制消除或降低中药毒性

在古代医药文献中，早期的“毒药”通常是中药的总称。所谓“毒”主要是指中药的偏性。利用“毒”来纠正脏腑的偏胜偏衰。后世医药著作中所称的“毒”则是具有一定毒性和副作用的中药，用之不当，可导致中毒，与现代“毒”的概念是一致的。

炮制降低中药毒性的主要途径分为三个方面：第一，使毒性成分发生改变，如川乌、草乌等；第二，毒性成分含量减少，如巴豆、斑蝥等；第三，利用辅料的解毒作用，如白矾制天南星、半夏等。可降低毒性的辅料有：甘草、生姜、醋、明矾、石灰、黑豆等。

中药通过炮制，可以达到去毒的目的。去毒常用的炮制方法有：净制、水漂洗、水飞、加热、加辅料炮制、去油制霜等。另外，这些方法可以单独运用，也可以几种方法联合运用。如蕲蛇去头，朱砂、雄黄水飞，川乌、草乌蒸或煮制，甘遂、芫花醋制，巴豆制霜等，均可去毒。

炮制有毒中药时一定要注意去毒与存效并重，不可偏废，并且应根据中药的性质和毒性表现，选用恰当的炮制方法和工艺，才能收到良好的效果。否则，顾此失彼，可能造成毒去效失，甚至效失毒存的结果，达不到炮制目的。

四、中药炮制的作用

中药疗效多样，中药炮制的作用也是多方面的。往往由于炮制方法不同，一种中药可同时具有多种炮制作用，这些作用虽有主次之分，但彼此之间又有密切的联系。中药炮制的作用主要有以下几个方面。

（一）便于调剂和制剂

中药材在采收、仓储、运输过程中常混有泥沙杂质及残留的非药用部位和霉败品，因此，必须经过严格的净制，如分离和洗刷，使其达到所规定的洁净度，以保证临床调剂和制剂用药的卫生和剂量的准确。

来源于植物类的中药材，体积较大者，经水制软化，切制成一定规格的片、丝、段、块等饮片。中药饮片可便于调剂时分剂量、配药方，同时由于饮片与溶媒的接触面增大，可提高中药有效成分的煎出率，并避免药材细粉在煎煮过程中出现煳化、粘锅等现象，显示出饮片“细而不粉”的特色，另外便于中药制剂的提取。质地坚硬的矿物药、柔韧的动物药或性质特殊的植物药不易粉碎和煎出药效成分，加热炮制使其质地酥脆，便于粉碎，利于调剂和中药制剂。如黄柏、栀子、车前子、草苗子、白芥子等常炒后使黏液质变性，利于打水丸起模，防粘连，提取时易过滤，并利于其他有效成分的溶出而便于制剂。

（二）保证临床用药安全

有毒中药，如乌头、附子、半夏、南星、甘遂、大戟、巴豆等炮制后毒性降低。现代研究表明，乌头中的双酯型生物碱即乌头碱具有很强的毒性，炮制使其降解，毒性随之降低。又如苍耳子、蓖麻子、相思子等一类含有毒性蛋白质的中药，经过加热炮制后，其中所含毒性蛋白因受热变性而达到降低毒性的目的。

根据临床应用需要炮制，降低副作用，提高治疗的针对性。性味偏盛的中药，临床应用时往往会给病人带来一定的副作用。如太寒伤阳，太热伤阴，过辛耗气，过甘生湿，过酸损齿，过苦伤胃，过咸生痰。中药经过炮制，可以改变或缓和中药偏盛的性味，以达到改变中药作用的目的。如山楂具有消食健胃，行气散瘀的功能。但生品味酸性微温，长于活血化瘀，炒山楂酸味减弱，可缓和对胃的刺激性，善于消食化积。

中药中的某些动物类药材（如紫河车、乌贼骨）、树脂类药材（如乳香、没药）或其他有特殊不良气味的中药，常为病人所厌恶，服后有恶心、呕吐、心烦等不良反应，常用酒制、蜜制、水漂、麸炒、炒黄等方法炮制，能起到矫臭矫味的效果，利于病人服用。

（三）提高中药临床疗效

中药材经炮制成饮片以后，发生细胞破损、表面积增大等变化，并且中药炮制过程中的蒸、炒、煮、煨等炮制方法，均可增加某些中药效成分的溶出率。多数种子外有硬壳，其药效成分不易被煎出，经加热炒制后种皮爆裂，便于成分煎出。这就是后人“逢子必炒”“见子皆捣”的根据和用意。针对质地坚硬的矿物类、甲壳类及动物化石类中药材在短时间内也不易煎出其药效成分，因此，必须经过加热炮制，使之质地酥脆而便于粉碎，增加药效成分的溶出而增加疗效。

中药炮制过程中加入辅料，起到协同作用，增强疗效。熟蜜有甘缓益脾，润肺止咳之功，款冬花、紫菀等化痰止咳中药经熟蜜炙制后，增强其润肺止咳的疗效。现代实验证明，胆汁制南星能增强南星的镇痉作用，甘草制黄连可使黄连的抑菌效力提高数倍。

炮制改变性味、质地的同时，可以改变或增强中药作用趋向，更好地发挥其治疗作用。例如，黄柏禀性至阴，气薄味厚，主降，生品多用于下焦湿热，酒制可略减其苦寒之性，并借助酒的引导作用，以清上焦之热，上清丸中的黄柏用酒制、转降为升。盐炙则引药走下焦，增强清下焦湿热的作用。

中药常能归入数经，有多种功效。在临床上不是同时治疗多个脏腑的疾病，而是只用其治疗某一个脏腑的疾病时，作用就会分散，不能发挥最佳疗效。通过炮制后，可以增强对其中某一脏腑或经络的作用，而减弱对其他脏腑或经络的作用，使其功效更加专一。如柴胡、香附等经醋制后有助于引药入肝经，更好地治疗肝经疾病。小茴香、益智仁、橘核等经过盐制后，有助于引药入肾经，能更好地发挥治疗肾经疾病的作用。

通过发芽、发酵、制霜、暗煅、干馏等炮制方法，可以将某些原来不能入药的植物、矿物、动物转变为中药，使其产生新的作用，保证和提高临床治疗效果。

（四）改善中药形质，便于其鉴定，便于各种应用

中药饮片生产是中药的三大支柱产业之一，中药材经过炮制加工后的饮片色彩鲜明，厚薄均匀，大小长短一致，突出中药饮片断面鉴别花纹，整齐美观，切制后的顺片、斜片等提高了药材的商品等级，形、质兼美，既增加了患者对中药的信任感，又提高其信誉和商品价值。

第二节　炮制对中药的影响

来源于自然界的中药，成分复杂，性质多样，在净制、加水、加热、加辅料等炮制过程中不可避免受到影响，发生化学成分和药理作用的变化，并进而对中药方剂、中成药制剂的临床疗效和安全性产生影响。

一、炮制对中药化学成分的影响

中药饮片所含的化学成分是其发挥临床治疗作用的物质基础，在中药炮制过程中，由于净制、水浸、加热及辅料炮制等，使中药中的化学成分发生变化，有的成分被溶解出来，有的被分解或转化成新的成分，有的成分浸出量减少，因此，研究中药炮制前后化学成分的变化，对探讨中药炮制原理、规范炮制工艺、制定中药饮片质量标准等具有重要意义。

（一）炮制对生物碱类成分的影响

生物碱是生物体内一类含氮的有机化合物。有类似碱的性质，能和酸结合生成盐，许多中药含有不同类型的生物碱，其性质各异，生理活性广泛，有不同的功能作用。故不同中药根据不同需要进行炮制。

1. 净制可提高生物碱成分的相对含量

生物碱在植物体内分布不均，如黄柏，有效成分为小檗碱，多集中于韧皮部，粗皮中分布少，故只有“皮”入药，采集和净制过程中常刮去栓皮。

同一药物不同部位，所含生物碱种类不同，活性不同，应分别入药。莲子心主含莲心碱和异莲心碱，莲子肉中则含量甚微；莲子肉补脾养心、涩肠固精，莲子心清心火，故分别入药。又如麻黄，其茎中所含的麻黄碱及伪麻黄碱具有升高血压的作用，其根中所含的麻黄碱则具有降低血压的作用，在净制时应严格区分不同的药用部位。

2. 少泡多润，可减少生物碱损失

大部分生物碱难溶于水，分子量小或季铵类生物碱则易溶于水。若为有效成分，在炮制中就应设法保留。尤其在切制过程中，用水软化药材时应“抢水洗”“少泡多润，药透水尽”，尽量避免有效成分溶出。如益母草中的益母草碱易溶于水，宜抢水洗后切制。又如苦参中的苦参碱等成分能溶于水，药材质地坚硬，故一般在产地趁鲜洗净切片，避免干后再用水软化切片而损失成分。又如槟榔具有驱虫作用的成分是槟榔碱，为减少其损失提

出，不能长时间浸泡软化切片，可将其洗净直接打碎入药，或减压冷浸软化以缩短水浸时间。

3. 加热炮制可使生物碱结构发生改变，产生新功效

黄柏中含有大量的原小檗碱类生物碱，如盐酸小檗碱等，这些生物碱在烘制、盐炙、酒炙、炒炭等加热炮制的过程中，转化为小檗红碱、巴马汀红碱、药根红碱等，该类成分抗癌作用较强。

4. 加辅料炮制对生物碱为有效成分的中药，可提高其溶解度

如延胡索经醋制后，其止痛的有效成分生物碱和醋酸结合成为可溶性的醋酸盐，提高其在水中的溶解度，增强延胡索止痛作用。加入不同辅料亦能提高药物中生物碱的水溶性。如辅料酒是一种良好有机溶媒，具有稀醇性质，促进生物碱及其盐的溶解，提高疗效。如黄连，其主要有效成分是小檗碱等生物碱，酒制后虽然相对含量没有提高，但在水中的煎出率明显提高。如胆汁是很好的表面活性剂，有助溶作用，胆汁制黄连可增加生物碱溶解度。

5. 生物碱为有毒成分的中药，炮制后可减少其含量或改变结构

有的中药所含生物碱作用强烈或有毒性，需要利用不同方法炮制，使临床用药安全有效；或有的中药所含生物碱有效量与中毒量差距甚小，经过炮制改变其生物碱的化学结构，才能用于临床。如川乌生品毒性剧烈，含二萜双酯类生物碱，毒性极强，乌头碱是其代表成分，口服0.2mg会令人中毒，3～4mg会将人毒死。但经水浸和蒸煮法炮制，部分乌头碱溶于水流失，大部分水解成单酯型乃至胺醇类生物碱，毒性仅为原来的1/2000，止痛疗效并不变。

6. 中药的有效成分为加热易破坏的生物碱，应避免高温

如石榴根皮、龙胆草、山豆根等。古代本草中，就对这些药物注明“勿近火”，即是古人用药经验的总结。

（二）炮制对苷类成分的影响

苷是一种配糖体，是糖的环状半缩醛上的羟基与非糖分子中羟基失水缩合而成环状缩醛衍生物，存在于植物的果实、树皮、根、花等中，种类有蒽苷、香豆素苷、黄酮苷、强心苷、氰苷、皂苷等。苷大都具有生理活性，苷的糖分子上有较多的羟基，具有一定的亲水性。

1. 苷为有效成分的中药，净制或切制宜少泡多润以保存其含量

在中药材切制软化时，要遵守“少泡多润”的原则，如陈皮的有效成分陈皮苷，易溶于水，故多用抢水洗或洒水润软后切丝，以减少苷的流失。

2. 苷为有效成分的中药，辅料制可提高其溶出度

炮制时多用酒或蜜做辅料。如川芎为活血化瘀药，主要成分为生物碱类成分，研究表明，酒制后总生物碱的含量明显增加。根据相似相溶原理，用蜜炮制含苷类药物确有提高溶解度的作用。

3. 苷为有效成分的中药，加热炮制可破坏酶保存苷

炮制加热有破酶保苷的作用，常用炒、蒸、煮、烊等破坏酶的活性。如黄芩传统多用冷浸、蒸、煮炮制，但冷浸常使其变绿。经研究，其清热解毒、抗菌消炎的有效成分为黄芩苷和汉黄芩苷，前者遇冷水在酶的作用下水解成苷元，黄芩苷元是邻位三羟基黄酮，性质不稳定，在空气中易氧化而变绿，疗效显著降低。蒸煮使黄芩中的酶灭活，使黄芩苷不能酶解，故其呈黄色并且药效佳。如莱菔子为“生升熟降”的代表药物，生莱菔子入煎剂时，在其内源性酶的作用下，萝卜苷在水浸煎煮过程中转化为莱菔子素，在进一步煎煮过程中继续转化；炒莱菔子入煎剂时，其水煎液中仍存在萝卜苷。如芥子主要成分为芥子苷，服用后首在胃内缓慢水解产生挥发性又具辛辣气味的芥子油，刺激胃黏膜，分泌增加，同时反射性地增加胰液分泌及黏膜毛细血管扩张，故产生温胃散寒助消化作用；同时刺激气管，分泌增加，产生了温肺化痰的作用。但芥子中也存在酶，为防止芥子苷在体外酶解成芥子油挥发损失，同时避免大剂量芥子油引起强烈的胃肠道刺激的副作用，故芥子多炒后入药。

4. 水火共制，可使苷类成分水解，缓和药性，降低毒性

如大黄蒽醌类衍生物，其结合型苷类成分具有泻下作用，经过炮制成熟大黄或大黄炭，使其结合型蒽醌类衍生物因水解而显著减少，故临床上生品用于泻下、攻积导滞、泻火凉血，熟大黄用于活血祛瘀。又如何首乌所含蒽醌苷，具有润肠通便作用，若何首乌用于补肝肾则其蒽醌苷为无效有害成分，故何首乌通过黑豆汁蒸可以使蒽醌苷水解破坏。又如生地制成熟地，苦寒之性下降，清热凉血作用降低，亦与地黄中梓醇苷水解变化有关。此外玄参、芫花、狼毒、柴胡等炮制品药性的改变，均与炮制对其的影响有关。

5. 苷为有效成分的中药，应少用醋制

中药中含有的苷类成分遇酸易水解，所以，有效成分为苷类的中药，一般不宜用醋制。但对于商陆则用醋制，研究认为其祛痰作用主为商陆皂苷元，而皂苷并无此作用。醋制一方面降低其毒性；另一方面使商陆皂苷水解成皂苷元而发挥作用。

（三）炮制对挥发油类成分的影响

挥发油又称精油，是经水蒸气蒸馏得到的挥发性成分的总称。其化学成分复杂，生物活性广泛，大多数具有芳香气味，在常温下可以自行挥发而不留任何油迹，大多数比水

轻，易溶于多种有机溶剂及脂肪油中，在水中的溶解度极小。

1. 净制可提高中药中挥发油相对含量

为提高中药中挥发油的含量，除注意采集季节外，可根据在植物体的分布情况，通过修制除去非药用部分，提高药材质量。此外，多数挥发油以游离状态存在于中药中，这类中药净制时宜采用“抢水洗”，并应及时干燥，如薄荷、荆芥等。

2. 挥发油为中药中有效成分，宜避免加热，保存其含量

由于挥发油类成分在常温下可以挥发散失，加热炮制或在日光下曝晒损失更多。因此，凡以挥发油为有效成分的中药，炮制时应避免加热或曝晒。事实上，中医对此类中药的炮制有“勿令犯火”“阴干”的要求，临床并用生品。如薄荷、茵陈、陈皮、肉桂、细辛、紫苏、丁香等中药。

中医认为五味子“入补药熟用，入嗽药生用”，其挥发油具有镇咳作用，为五味子止咳的有效成分，炮制可使其含量降低，如用于敛肺止咳，则宜生用，炮制后挥发油含量降低，木脂素含量增加，补益作用增强。

3. 加热炮制能减少中药中挥发油含量或调整组分，缓和毒副作用

有些药物中挥发油作用猛烈或有毒副作用，须炮制降低其含量，减轻燥性或毒副作用。如中医认为苍术生用辛温苦燥，故多以糯米泔浸去其油，以制其燥性。研究证明，苍术主含挥发油，其对青蛙有镇静作用，大剂量可抑制中枢神经，终致呼吸麻痹而死亡。因此，过量的挥发油对生物体有害，炮制后含量减少，从而降低其副作用。又如麻黄为解表发汗、平喘止咳代表药，麻黄止咳平喘用蜜炙，可缓和辛散作用，以免多汗亡阳，并且润肺宁咳的蜂蜜和麻黄起协同作用，增加麻黄止咳平喘的功效。实验表明，麻黄含有的麻黄碱能松弛支气管平滑肌，具平喘作用。而其所含挥发油能兴奋汗腺，有发汗作用，蜜炙后，其挥发油减少 1/2，而麻黄碱减少甚微。又如艾叶炮制后挥发油含量降低，尤其是其中的神经毒性成分侧柏酮的含量减少，毒性减小。

4. 含挥发油的中药经加热炮制，可产生新成分和新作用

含有挥发油的中药经加热炮制后，不仅含量降低，而且理化性质亦有所改变，并可产生新物质。肉豆蔻挥发油少量服用能增进胃液分泌及胃肠蠕动作用，但大剂量则有抑制作用。肉豆蔻经煨制后，挥发油含量减少，并使挥发油中的止泻成分如甲基丁香酚、甲基异丁香酚增加，毒性成分如肉豆蔻醚、黄樟醚含量降低，使肉豆蔻免于滑肠，刺激性减少，而固肠止泻作用增强。荆芥生品发汗解表，炒炭止血。研究表明，荆芥中主含挥发油，炒炭后其挥发油的质和量均产生变化，并生成九种新成分，进一步对生品和炭品中挥发油实验，证明生品无止血效果，炒炭品则止血效果明显。但有些中药炮制后挥发油含量有所增加，如苍耳子炮制前后挥发油变化非常显著，炒苍耳子的挥发油含量是生品的三倍，且产

生新成分，可能与减毒增效有关。

二、炮制对中药药理的影响

中药通过加工炮制，其理化性质发生了不同程度的变化。随着现代药理学理论和技术在中药炮制研究中的应用，炮制对中药药理作用的影响，也积累了相当的资料，为进一步揭示中药炮制原理，制定炮制工艺具有更重要的意义，对指导中医临床的用药安全有效提供了重要的借鉴。

（一）炮制对中药药效学的影响

中药通过不同的方法进行加工炮制，不仅能使其毒副作用降低或消除，而且还能改变其药性或增强疗效，反映在中药药理方面就有功效的改变或相加，以增强药理作用。

1. 对心血管系统的影响

生、炙甘草自古有别，生甘草清热解毒，调和诸药，而炙甘草补脾益气复脉。药效实验结果表明：给小量分组灌胃甘草、炙甘草煎液一周后，与生理盐水对照组比较，生甘草组使异戊巴比妥钠诱导的睡眠时间明显缩短，肝匀浆细胞色素 P450 含量明显提高，而炙甘草组无显著差异，说明生甘草煎液有诱导肝药酶的作用，从而影响受药酶催化代谢的药物的活性，为解释甘草“解百药毒”提供了部分依据。而炙甘草在对抗由氯化钡诱发的大白鼠心律失常作用方面明显优于生甘草，还能增强蟾蜍离体心脏心肌收缩力，炙甘草提取液有良好的抗乌头碱诱发家兔心律失常作用。

小量毛细血管凝血实验，对姜各种炮制品的凝血作用进行比较。结果表明，生姜、干姜水煎液及醚提液无缩短小量凝血时间的倾向。炮姜、姜炭水煎液、醚提液及混悬液均呈现较好的缩短小量凝血时间的作用，而姜炭的凝血作用优于炮姜也优于本身的醚提物，姜炭的凝血作用呈现出线性量效关系，进而为干姜辛热，温中回阳、散寒化饮，炒炭后性味苦温，具温中止血作用，提供一定科学依据。槐米生品清热凉血，制炭凉血止血，以不同炮制品和生品水煎液对小白鼠出凝血时间进行实验，结果表明，用适当温度炒炭后，其凝血止血作用增强明显，说明炮制时要求“炒炭存性”是有科学道理的。对艾叶、蒲黄、藕节、血余等进行制炭止血的研究均得出上述相同的结果。

2. 对消化系统的影响

柴胡属于辛凉解表药，具有解表清热、疏肝解郁的功效。通过柴胡的水煎液对麻醉大量胆汁流量影响的研究，醋炙柴胡能显著增加胆汁的分泌量，与生柴胡或生理盐水对照组比较，呈现出显著差异。因而表明，促进胆汁的分泌是醋炙柴胡能增强疏肝解郁作用的主要原因之一。比较女贞子生品、清炒品、酒蒸制品、醋制品、盐制品、清蒸品的成分和药理研究，结果表明以酒蒸品中齐墩果酸的含量最高，且降谷丙转氨酶的作用最强。

比较生大黄、酒大黄、熟大黄、大黄炭的泻下作用，仅生大黄、酒大黄具有泻下作用，熟大黄、大黄炭即使在最大溶解剂量下也未见明显泻下作用；结果表明酒大黄低剂量肠推进作用强于同剂量的生大黄、熟大黄和大黄炭，差异显著。生大黄能降低大量胃液量、胃酸浓度和胃蛋白酶活性，与淀粉组比较有显著意义，而酒炖大黄对胃酸、胃蛋白酶均无影响。体外研究表明，醋炒大黄对胰蛋白酶的抑制能力最强，酒炒大黄和清宁片抑制胰淀粉酶活性能力最大，而抑制胰脂肪酶活性能力最强的是酒炖大黄和大黄炭，但二者对胰蛋白酶、胰淀粉酶和胃蛋白酶的抑制作用最弱，可见不同大黄炮制品生物活性各具特点。

对大量胃液 pH 值测定结果表明，除生山楂外，山楂各种炮制品组对胃液 pH 值均有所降低，其中焦山楂与空白组相比具有显著性差异。莱菔子炒制后能显著增强在体兔肠蠕动，与对照组及生品相比，均有显著性差异，但炒制程度太过，其作用则明显减弱，与炒莱菔子有极显著性差异，说明莱菔子炮制适度才能保证其疗效。大黄和利血平致脾虚模型的实验结果显示，薏苡仁具有促进正常及脾虚小量胃肠运动，改善脾虚小量胃肠激素紊乱的作用，可降低脾虚小量的腹泻指数，提高脾虚小量的脾指数，麸炒薏苡仁作用明显强于生品。研究诃子肉、炒诃子肉、麸煨诃子、面煨诃子、诃子及诃子核对家兔离体肠管的自发活动和乙酰胆碱及氯化钡引起的肠肌收缩均有明显的抑制和拮抗作用，对蓖麻油所致的小量腹泻有很好的止泻作用，而抑制小量小肠输送机能的作用，除诃子核外，与蒸馏水对照组比较，均有极显著差异，又以麸煨诃子作用最佳。研究不同地黄炮制品对增液汤药效的影响发现，用熟地黄组方对小肠蠕动的促进作用最明显，以酒制熟地黄组方对小量肠容量增加的作用最为明显。

3. 对呼吸系统的影响

实验结果表明，与生白芥子相比，相同剂量下，炒白芥子延长实验动物咳嗽潜伏期、抑制实验动物两分钟内咳嗽次数的效果均优于生品，具有明显的镇咳效果。在三子养亲汤中，生莱菔子镇咳作用明显优于炒莱菔子，但炒莱菔子祛痰作用明显优于生莱菔子。

4. 对神经系统的影响

采用小量扭体止痛试验，比较延胡索生品、醋炙品、醋蒸品、醋煮品、酒炒品和盐炒品水煎液的止痛作用，盐炒品与生品相似，酒制、醋制均可增强延胡索的止痛作用，以醋炒品最强，这与临床多用醋炒品入药相一致。

柏子仁具有显著改善睡眠的作用，综合比较生柏子仁与柏子仁霜对小量的阈下催眠剂量异戊巴比妥钠的协同作用，柏子仁霜对阈下催眠剂量的异戊巴比妥钠有显著的协同作用，同生品比较，柏子仁霜有明显的镇静安神作用。

5. 对泌尿系统的影响

药理实验结果表明，甘遂生品及不同醋量醋制品均有不同程度的利尿作用，并且甘遂醋制品与生品比较利尿作用缓和。

药理实验表明，桑螵蛸具有一定的抗利尿作用，盐炙桑螵蛸大量血浆中抗利尿激素及醛固酮含量较生品及蒸制品均高，盐炙桑螵蛸抗利尿作用较生品及蒸制品更为明显。

6. 对免疫系统的影响

研究证明，蒸制的女贞子可使实验小量的免疫器官（如脾脏、胸腺、肾上腺、胸腔淋巴结等）重量增加，并可明显对抗强的松的免疫抑制作用，可使单向免疫扩散沉淀环直径增加；可纠正强的松所致白细胞下降现象，提高空斑形成细胞溶血能力；显著提高小量对静脉注射碳粒的廓清指数，增强网状内皮系统的活性。而生女贞子的这些药理作用或无，或不明显，表明蒸制影响女贞子的药理作用。

五味子不同炮制品均可提高小量腹腔巨噬细胞的吞噬功能，且可提高免疫器官的重量，显示五味子不同炮制品均有明显的提高免疫能力，其中以醋蒸五味子作用最为明显。酒蒸山茱萸的多糖组碳粒廓清指数和吞噬指数显著升高，且制品多糖疗效明显优于生品多糖，山茱萸酒蒸后，其多糖对免疫低下小量细胞免疫功能的影响显著增强。

（二）炮制对中药毒理学的影响

在部分中药中，常因其有较大的毒性和副作用，不能直接用于临床，但通过炮制可改变其急毒、亚急毒、慢毒作用，产生拮抗作用，从而降低或消除其不良反应。

1. 炮制对中药急毒、亚急毒的影响

比较甘遂各样品水煎液小量灌胃半数致死量，结果生甘遂<醋炒甘遂<甘草制甘遂，实验结果证明醋炙甘遂的安全性和合理性。

商陆为泻下利水、消肿散结的常用中药，但毒性较大，主要对肠黏膜淋巴细胞弥漫性浸润，杯状细胞明显减少，从而使体温上升及体重下降。对小量小肠 HE 染色肠黏液进行观察，生商陆组可见多量淋巴细胞弥漫性浸润并有淋巴滤泡形成，提示为炎性病变；对小肠杯状细胞进行观察，结果也显示生商陆组杯状细胞数量与醋商陆组、盐水组相比明显减少，其对肠黏膜的损害程度较重；生商陆组、盐水组、醋商陆组比较，生商陆组小量体重明显下降，体温明显升高，中毒较重。实验表明，商陆醋制确能明显减轻其肠黏膜的毒性反应，为临床合理用药提供了依据。

再如大黄，本品苦寒，生用气味重浊，走而不守直达下焦，泻下作用峻烈易伤胃气。研究表明，三种熟大黄汤剂的致泻力不及生品的 1/10。以大剂量给小量灌胃，生品和热压一次蒸晒制品可使小量生长受到非常显著的抑制并分别引起 50% 和 35% 的死亡。相同剂量的九蒸九晒和热压三次制品则不引起小量死亡和生长抑制。

2. 对刺激性的影响

半夏辛温有毒，生品对眼、咽喉、胃肠等黏膜有强烈刺激性，能使人呕吐、咽喉肿痛失音等。研究表明，经姜汁炮制后，毒性和刺激性降低，并在两种不同动物实验上得到相同的结果，以姜汁煮半夏降低效果明显，姜汁冷浸不如姜汁煮。小量口服鲜姜汁或煮姜汁均可降低生半夏腹腔注射所致的刺激性。两种刺激性实验中，姜矾半夏的刺激程度均高于矾半夏和姜汁煮半夏。

黄精生品具有一定刺激性，传统多用清蒸或加酒蒸进行炮制。将生黄精、清蒸品、酒蒸品的同剂量水提液给小量灌服，结果生品组小量全部死亡，而炮制组小量均无死亡，且活动正常，显示生品具有一定毒性。采用家兔皮内刺激实验研究表明，生芫花及其各炮制品均有显著的皮肤刺激性，与生芫花相比，醋炙品的皮肤刺激性降低率为29.1%。

3. 对特殊毒性的影响

苦杏仁有小毒，临床多用炒及焯苦杏仁。研究发现，生苦杏仁的醚提物和水煎液有一定的促癌活性。炒、焯及炒焯三种炮制方法均能降低促癌活性，以炒及炒焯法更好。三种炮制方法均能增强其润肠作用，而破坏苦杏仁酶和增强苦杏仁苷的煎出率则以炒焯的方法最好。

对雄黄、天雄、南星、芫花、马钱子、雷公藤、斑蝥、巴豆、乌头、乳香、紫硇砂等药物的毒性研究，结果均证明炮制能降低毒性和刺激性。

三、炮制对中药方剂的影响

饮片入药，复方配伍，是中医临床用药的特色。药物的炮制方法通常又是根据组方的需求而定的，因而饮片规格以及质量的好坏对方剂的疗效和适应证有直接的影响。在辨证施治的基础上，准确选用饮片规格，才能确保临床疗效。

（一）提高方剂整体疗效

根据处方要求，对中药进行炮制，可使其有效物质易于溶出或利于保存，并调整其药性，发挥各自的擅长，增强方中药物的作用，如三子养亲汤中的紫苏子、白芥子、莱菔子均须炒制。中医认为，治痰以顺气治标，健脾燥湿治本；但气实而喘者，以顺气降逆治本，治痰为标。三子养亲汤的适应证恰好是气实而喘，痰盛懒食，故其功效是降气平喘，化痰消食。紫苏子炒后辛散之性减弱，而温肺降气作用增强，其降气化痰、温肺平喘之功明显；白芥子炒后过于辛散耗气的作用有所缓和，温肺化痰作用增强；莱菔子炒后由升转降，功效由涌吐风痰而变为降气化痰，消食除胀。方药均与病证相符，可使全方降气平喘、化痰消食作用增强。

方剂中某些中药适当炮制，可增强整个方剂的疗效。如柴胡疏肝散（《景岳全书》柴胡、芍药、枳壳、甘草、川芎、香附、陈皮）主治肝气郁结而致的胁肋胀痛和痛经，方中柴胡醋炙后生品的解表退热变为疏肝止痛；香附和陈皮醋炙后也分别增强其疏肝理气、调经止痛的作用；甘草蜜炙后以苷温益气、缓急止痛为主，可协助他药共奏行气止痛之功；川芎经酒炙，可增强活血止痛的作用。这样，方剂中的药物依方炮制后，能大大增强其疏肝解郁、调经止痛的作用。

由于中药通常是一药多效，但在方剂中并不需要发挥该药的全部作用，特别是在不同方中，同一中药所起的作用不一样，须突出临床需要的药效，提高全方的疗效。如麻黄在麻黄汤中起发汗解表、宣肺平喘作用，故原方生用，并要求去节，取其发汗平喘作用强；在越婢汤中，用麻黄意在利水消肿，故生用而未要求去节，取其利水力较强而性兼发泄；在三拗汤中，麻黄主要起宣肺平喘的作用，故原方注明不去节（亦云不去根节），取其发散之力不太峻猛，梁代陶弘景还认为节止汗。若表证不明显者，临床常用蜜炙麻黄，不仅增强止咳平喘之功，而且可以减弱发汗之力，以免徒伤其表；若为老人和小儿，表证已解，喘咳未愈而不剧者，可考虑用蜜炙麻黄绒，能达到病轻药缓，药证相符的要求，可避免小儿服用麻黄后出现烦躁不安或有的老人服后引起不眠等弊端。柴胡在小柴胡汤中宜生用，且用量较大，取其生品气味俱薄，轻清升散，和解退热之力胜；在补中益气汤中，柴胡升阳举陷，不但用量宜小，且宜生用，取其轻扬而升或助它药升提；在柴胡疏肝散中，柴胡以醋炙为宜，取其升散之力减弱，而疏肝止痛之力增强。甘草泻心汤治疗湿热病、泻痢、狐惑病、疮毒肿，君药甘草生用，具有清热解毒功效，对湿热化毒具有明显效果；半夏泻心汤治疗心下痞满、湿热中阻、寒热错杂、呕吐泄泻等，甘草炙用，专理胃事，调和诸药，治疗寒热虚实相杂痞满证见长。由此可见，组成方剂的中药通过恰当的炮制，因作用重点的变化，使全方的功效有所侧重，对病人的针对性更强，有利于提高方剂的疗效。

（二）满足方剂对药物剂量及配比的要求

山茱萸的核、金樱子的毛核、巴戟天的木心、关黄柏的粗皮（栓皮）等，均为非药用部分，而且占的比例较大，若不除去，则势必使该药在方中的实际比例大为减小，不能很好发挥全方作用。如二妙散，具有清热燥湿的功效，是治疗湿热下注的基础方。方中黄柏苦寒，清热燥湿，是主药；苍术苦温，燥湿健脾，既祛已成之湿，又杜湿邪之源。方中苍术要求制用，黄柏原方要求炒，现多生用。若方中苍术生用，则过于辛温而燥；黄柏若为关黄柏，不除去粗皮，就等于减少了黄柏的实际用量。这样，全方燥湿之力虽然甚强，但清热之力不足，不但收不到预期效果，还恐有湿热未去、热邪反增、以致化燥伤阴之虞。

去除非药用部位除可“令药洁净”外，传统认为亦除去某些中药的副作用。

（三）增强方剂对病变部位的作用

方剂通过中药的配伍，虽然归经不是各药的简单相加，但方中中药归经的变化对全方的作用有明显影响。如缩泉丸，方中的益智仁主入脾经，兼入肾经；山药主入脾经，兼入肺、肾经；乌药主入肾经，兼入脾、肺、膀胱经。益智仁盐炙后则主入肾经，为方中君药，具有温肾纳气、固涩小便的作用。三药合用，温肾祛寒，健脾运湿，使全方作用侧重于肾，兼能顾脾。肾气足，则膀胱固，同时健后天之脾又可益先天之肾。故该方的主要功效是温肾缩尿，用于下元虚冷、小便频数及小儿遗尿效果优。又如知母归肺、胃、肾经，生品上清肺热，下泻肾火，兼通胃脘实热，白虎汤中用生知母，盐制后引药下行，专于入肾，增强其滋阴降火的功效，故六味地黄丸中用盐知母。

（四）消减方剂的不良反应

由于方中有的中药某一作用不利于治疗，往往影响全方疗效的发挥，就需要通过炮制，调整药效，趋利避害，或扬长避短。如干姜，其性辛热而燥，长于温中回阳，温肺化饮。在四逆汤中用干姜生品，取其能守能走，力猛而速，功专温脾阳而散里寒，助附子破阴回阳，以迅速挽救衰微的肾阳。在小青龙汤中，用干姜生品，是取其温肺化饮，且能温中燥湿，使脾能散精，以杜饮邪之源。在生化汤中则须用炮姜，这是因为生化汤主要用于产后受寒，恶露不行，小腹冷痛等。因产后失血，血气大虚，炮姜微辛而苦温，既无辛散耗气、燥湿伤阴之弊，又善于温中止痛，且能入营血助当归、炙甘草通脉生新，佐川芎、桃仁化瘀除旧，臻其全方生化之妙；若用生品，则因辛燥，耗气伤阴，于病不利。

有的方剂中的主药在发挥治疗作用的同时也会产生不良反应，为了趋利避害，组方时就在方中加入某种炮制品，制药主药的不良反应。如调胃承气汤，为治热结阳明的缓下剂，然而芒硝、大黄均系大寒之品，易伤脾阳，又因二物下行甚速，足以泄热。方中用甘草不是泻火解毒，是为了缓和大黄、芒硝速下之性，兼顾脾胃，所以甘草原方要求炙用，取其苷温，善于缓急益脾。传统认为，陈皮和脾理胃不去白，理肺气则去白。在补中益气汤中，陈皮原方注明不去白，其目的是为了更好发挥其利气醒脾的作用，使方中补气药补中而无滞气之弊。

（五）扩大方剂应用范围

若组成方剂的中药不变，仅在中药炮制加工方面不同，也会使方剂的功效发生一定的变化，改变部分适应证。如补血调血之基础方四物汤（《太平惠民和剂局方》当归、川芎、白芍、熟地）中，地黄选用不同的炮制品，可改变方剂的适应证。如血虚兼血热者，可用生地以清热、滋阴、凉血；如血虚无热者，可用熟地滋阴补血；如血虚兼腹痛者，白芍应用酒炙品以防酸寒之性损伤脾阳，特别是产后血虚腹痛，尤以酒炙白芍为佳；如血虚兼瘀滞者，除加桃仁、红花以外，川芎、当归酒炙为好，以增强其活血祛瘀的作用。

理中汤为温中益脾要方，凡中焦虚寒者均可应用，但不同情况应选用不同炮制品才能提高疗效。如白虎汤，本是张仲景治伤寒邪入阳明，由寒化热之证，由于伤寒病，开始是感受的寒邪，寒邪容易损阳，也易伤中，所以，立方用药都要注意保存阳气和顾护脾胃。方中石膏、知母足以泻热，用甘草之目的不是清热泻火，而是为了顾护脾胃，防止石膏、知母大寒伤中，故原方要求用长于补脾益气的炙甘草。吴鞠通用白虎汤治太阴温病，则改炙甘草为生甘草，并加重用量。因为温病开始就是感受的热邪，热邪容易伤阴；并且温邪上受，首先犯肺，肺胃经脉相通，可顺传于胃，致使肺胃同病，其热邪更甚，且多有伤阴现象。用生甘草既可增强泻热作用，又能甘凉生津，兼和脾胃，故在同一方中，炮制品的选用有所区别。

第三节　中药炮制与中医临床疗效

来源于天然的药用植物、动物、矿物必须经过加工炮制以后方能用于临床。中药炮制技术是中医中药人员共同发明的制药技术，保证中医临床安全有效是中药炮制的主要目的。

一、中药炮制是中医临床用药的特点

依法炮制，复方配伍，是中医临床用药的两大特点。物各有性，制而用之，变而通之，施以品剂，其功岂能穷哉。说明了可以通过炮制改变或调整中药的药性，用于不同的处方中，以发挥不同的功效。

（一）中药炮制改变或调整药性适应中医临床用药需要

中药材来源于自然界的植物、动物和矿物等天然产物，采集后不能直接入药，必须去除杂质和非药用部位，经过加工炮制成中药饮片以后，方能应用于中医临床或中成药生产。

中医药理论认为中药具有四气五味、归经、升降浮沉等药性，偏则利害相随，不能完全适应临床治疗的要求，甚至产生不良反应。如太寒伤阳，太热伤阴，过酸损齿伤筋，过

苦伤胃耗液，过甘生湿助满，过辛损津耗气，过咸易助痰湿。这就须要通过炮制来调整或缓和药性，降低毒副作用，引导药性直达病所，使其升降有序，补泻调畅，解毒纠偏，发挥最佳药效，起到治疗作用，而不对人体产生新的伤害。

中药成分复杂，故常常一药多效，但中医治疗疾病往往不需要中药的所有作用，而是根据病情有所选择，这时需要通过炮制对中药原有的性能药性予以取舍和调整，使某些作用突出、某些作用减弱，充分发挥中药的治疗作用，避免不利因素，力求符合某一人体具体疾病的实际治疗要求。如用何首乌补肝肾、益精血时，就须将生首乌制成熟首乌，以免因其滑肠作用伤及脾胃，导致未补其虚，先伤其正。所以，中药炮制对保证中医临床疗效和安全具有重要的作用，中医临床用药都是以炮制后的饮片配方。

（二）炮制多种饮片规格满足中医灵活用药要求

中医非常重视人体本身的统一性、完整性以及与自然界的相互关系，要求治标求本。通过辨证施治，从诊断到治疗整个过程中，都要考虑人体阴阳的盛衰，气血及脏腑的寒热虚实，疾病的发生、发展和相互传导。如伤寒病，因开始是感受的寒邪，寒邪容易损阳，也易伤中，所以立方用药都要注意保存阳气和顾护脾胃。张仲景治伤寒传经热邪的白虎汤和调胃承气汤，尽管为清泄剂，甘草却要求炙用。因为方中用甘草的目的不是清热泻火，而是为了顾护脾胃，防止石膏、知母或大黄、芒硝大寒伤中。当脾虚内湿较盛时，苍术为常用药，但宜制用。因湿为阴邪，其性黏滞，难以速除；又因脾虚运化无权，水湿容易停滞中焦。反过来，湿盛又易困脾，降低脾土的运化功能。所以脾虚湿困的病证，疗程较长，用药时间较久。苍术温燥之性甚强，虽能燥湿运脾，但久服过于温燥，容易伤胃阴，助胃热，顾此失彼。苍术制后燥性缓和，且有焦香气，健运脾土的作用增强，就能达到慢病缓治的用药要求。

中医治病注意病人的个体差异，以及同一病人疾病不同阶段用药的差异。如对于同是外感风寒、头痛身痛、脉数无汗的风寒表实证，处方“麻黄汤”。但对于风寒感冒初期宜用生麻黄，因为麻黄生用辛散发汗解表力强；而对于表证已解咳喘未愈宜用炙麻黄，因为麻黄蜜炙解表发汗缓和、止咳平喘作用增强。而对于老人、幼儿及体虚病人风寒感冒，则宜用麻黄绒。若病人为表证已解，而喘咳未愈的体虚患者还可以选用蜜炙麻黄绒。

中医还非常重视气候、环境及生活起居对人体的影响。脏腑的属性、喜恶、生理、病理也各有不同，用药时必须考虑这些因素。气候、环境不同，对用药要求也不同。如春季气候转暖，夏季气候炎热，腠理疏松，用药不宜过于燥热和辛散。秋季气候转凉，空气干燥，用药不宜过燥。冬季气候寒冷，腠理致密，用药不宜过于寒凉。

北方气候干燥，用药偏润；南方气候炎热潮湿，用药不宜过于滋腻。北方人一般禀赋较强，要求药力较猛，若药力太弱，则药不胜病；南方人一般禀赋较弱，用药较清淡，若药力太猛，则易伤正气。为了适应气候环境的差异，就需要通过炮制来调整中药的性能。

由此可知，中药必须经过炮制，才能满足中医临床用药的要求，只有炮制才能适应中医整体观念、辨证施治、灵活用药的要求。饮片入药，复方配伍，是中医临床用药的特点，是满足中医临床用药安全、有效、质量可控的重要环节。

二、中药炮制与中医临床疗效

中药炮制是中医长期临床用药经验的总结。炮制方法和工艺的确定应以临床需求为依据。炮制方法是否恰当，工艺是否合理，直接影响到临床用药的疗效和安全。因此，中药炮制与中医临床疗效的关系十分密切。炮制不明，药性不确，则汤方无准，而病症不验也，强调了炮制与药性及临床疗效的密切关系。

（一）中药材净制与临床疗效

由于原药材常常混有一些杂质或非药用部分，需要净制，去除掺杂的泥土、霉烂品等杂质，分离非药用部位，以保证临床处方用药准确。如巴戟天的木心为非药用部分，且占的比例较大，若不除去，则用药剂量不准，降低疗效。又如黄柏、厚朴、杜仲等皮类药材的栓皮层，是非药用部位因而需要净制除去。有的原药材中还可能混有外形相似的其他有毒药物，如八角茴香中混入莽草，黄芪中混入狼毒，贝母中混入光菇子（丽江慈姑），天花粉中混入王瓜根，等等，这些异物若不拣出，轻则中毒，重则造成死亡。

一种原药材的不同部位作用不同，若一并入药，则难以达到治疗目的，甚至造成医疗事故。如麻黄，茎具有发汗作用，而根具有敛汗作用。

一些中药的一些部位有毒，需要净制除去以保证临床药用安全。如雷公藤皮和白首乌的根皮等均有毒，须净制去掉。

从古至今，医药学家对中药的净制都十分重视。“或须皮去肉，或去皮须肉，或须根去茎，又须花须实，依方拣采，治削，极令净洁。”明确指出了药用部位和净度的要求，净制为三大炮制工序之一，所有的中药材都必须经过净制。

（二）中药材切制（及破碎）与临床疗效

一些中药材体积较大，或质地坚硬，无法直接调剂，更不能保证煎出效果，必须按药材的质地不同，采取“质坚宜薄”“质松宜厚”的原则进行切制，或将质地坚硬的药物适当破碎，以利于煎出药物的有效成分，并避免药材细粉在煎煮过程中出现煳化、粘锅等现象，显示出饮片“细而不粉”的特色。饮片切制或破碎是提高煎药质量，保证中医临床疗

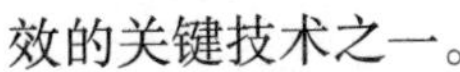

效的关键技术之一。

药材切制前须经过润泡等水处理软化操作，使其软硬适度，便于切制。但控制水处理的时间和吸水量至关重要。若浸泡时间过长，吸水量过多，则药材中的成分易大量流失，降低疗效，并给饮片干燥带来不利影响。若饮片厚度或大小相差太大，在煎煮过程中会出现易溶、难溶、先溶、后溶等问题，浸出物将会取气失味或取味失气，达不到气味相得的要求。如调和营卫的桂枝汤，方中桂枝以气胜，白芍以味胜。若白芍切厚片，则煎煮时间不好控制。煎煮时间短，虽能取全桂枝之气（性），却失白芍之味；若煎煮时间长，虽能取白芍之味，却失桂枝之气。方中桂枝和白芍为主药，均切薄片，煎煮适当时间，即可达到气味共存的目的。饮片干燥亦很重要，切制后的饮片因含水量高，若不及时干燥，就会霉烂变质。干燥方法和干燥温度不当，也会造成有效成分损失，特别是挥发性成分或对日光很敏感的成分，若采用高湿干燥或曝晒，疗效会明显降低。

（三）中药加热炮制与临床疗效

加热是中药炮制常用的重要手段，如炒、炙、煅、蒸、煮、㷖、烘焙、煨、干馏等，都可使中药增效和减毒利于临床，其中炒制和煅制应用最广泛。采用炒法炮制，可从多种途径改变药性。如一些中药经过炒焦，可以产生不同程度的焦香气，有启脾开胃的作用，如炒麦芽、炒谷芽等。白术生品虽能补脾益气，但其性壅滞，服后易致腹胀，炒焦后不仅能健运脾气，且无壅滞之弊，又能开胃进食。种子和细小果实类中药炒后不但具有香气，而且有利于溶媒渗入中药的内部，提高煎出效果，故自古就有“逢子必炒”的要求。苦寒中药炒后苦寒之性缓和，免伤脾阳，如炒栀子。温燥药或作用较猛的药经炒后可缓和烈性，如麸炒苍术、枳实。有异味的中药炒后可矫臭矫味，利于服用，如数炒僵蚕。荆芥生用能发汗解表，炒炭则能止血。干姜与炮姜仅就温中散寒的作用而言，干姜性燥，作用较猛，力速，适于脾胃寒邪偏盛或夹湿邪者；炮姜则作用缓和持久，适于脾胃虚寒之证。由此可见，中药采用清炒或加辅料炒等法处理，能从不同途径改变药性和药效，以满足临床用药的不同要求。

煅制常用于处理矿物药、动物甲壳及化石类药物，或者需要制炭的植物药。矿物药或动物甲壳类药物，煅后不但能使质地酥脆，利于煎熬和粉碎，而且作用也会发生变化。如白矾煅后燥湿、收敛作用增强。自然铜煅后入药。具散瘀止痛之效并能可提高煎出效果。

其他加热的炮制方法对临床疗效和安全也有重要影响。如生地加热蒸制成熟地，其性味、功效都发生明显的变化；川乌、草乌加热煮制后，其毒性显著降低；杏仁㷖制后利于有效成分的保存和煎出；木香煨后实肠止泻作用增强；淡竹干馏山竹沥后产生新药。

（四）中药辅料（包括药汁）炮制与临床疗效

中药采用不同辅料和方法炮制后，可借助辅料产生协同或拮抗作用，在中药性味、归经、作用趋向、功效和毒副作用方面都会发生某些变化，从而最大限度地发挥中药疗效，缓和药性，降低中药毒性的作用，达到符合治疗要求。

中药炮制中常用的辅料种类较多，一般可分为液体辅料和固体辅料两大类，下面举例论述。

1. 蜜制中药与临床疗效

蜜制中药能增强止咳或补气的作用。例如，甘草蜜炙能增强其补中益气的功能；蜜炙冬花等能增强润肺止咳化痰的作用；紫菀生用虽然化痰作用较强，但能泻肺气，只适于肺气壅闭，痰多咳嗽的患者，若肺气不足的病人，服用后，有的可出现小便失禁，尤其是小儿，用甘温益气的蜜炼制后可纠此弊，并能增强润肺止咳之功。

2. 酒制中药与临床疗效

例如，大黄味苦寒，生用泻下作用峻烈易伤胃气，经“以热制寒”的酒炙后可引药上行，缓和其寒性，并借酒可收活血化瘀之效；苦寒中药通常气薄味厚，通过酒制，利用酒的辛热行散作用，既可缓和苦寒之性，免伤脾胃，又可使其寒而不滞，更好地发挥清热泻火作用；活血中药酒制可使其作用增强而力速，适于瘀阻脉络、肿痛较剧或时间较短须速散者；滋腻中药也是气薄味厚，易影响脾胃的运化，酒能宣行药势，减弱黏滞之性，使其滋而不腻，更易发挥药力。

3. 醋制中药与临床疗效

活血中药醋制能使其作用缓和而持久，提高疗效。用于血脉瘀滞引起的出血证，如醋五灵脂；用于积聚日久、实中夹虚、须缓治者，如醋大黄。

4. 盐制中药与临床疗效

温肾中药以盐制是味的扶助，使气厚之药得到味的配合，达到“气味相扶”的目的，增强其补肾作用，如盐补骨脂。

5. 姜制中药与临床疗效

可增强其化痰止呕的作用，如姜半夏、姜竹茹等。

6. 药汁制与临床疗效

可发挥辅料与主药的综合疗效，如吴茱萸辛热，以气胜，黄连苦寒，以珠胜，用吴茱萸制黄连，一冷一热，阴阳相济，无偏胜之害，故萸黄连长于泻肝火以和胃气；胆汁制中药，例如南星和胆汁均有抗惊厥和抑制中枢神经的作用，胆汁制南星“以寒制热”，产生拮抗解毒协同增效作用。

（五）其他制法与临床疗效

中药炮制方法还有发芽、发酵、制霜、水飞等方法，不仅可以有效制备新药，而且可产生新的药理活性，满足临床用药需要，还可以炮制降低毒性，保证临床用药安全。如巴豆为剧烈的泻下药，其主要成分为巴豆油，毒性很大。巴豆制霜，可除去大部分油脂，使毒性降低，缓和泻下作用，巴豆中还含有巴豆毒素，能溶解红细胞，使局部细胞坏死，但在制霜过程中加热可使其遇热失活而丧失毒性。又如柏子仁为养血安神药，有镇静作用，但其含脂肪油有泻下作用，其制霜后可除去，以解除滑肠致泻的副作用。

总之，中药通过净制、切制、加热、加辅料等方法炮制，达到去除杂质，保证净度；利于调剂，便于煎出；调整药性，引药归经；降低毒性，纠正偏性；增强疗效等作用。因而，中药炮制与中医临床疗效和安全关系密切，炮制不仅是中医临床用药的特点，还是保证和提高中医临床用药安全和疗效的关键理论与技术。

第六章 西药临床应用

第一节 抗生素

一、青霉素类

（一）青霉素

1. 其他名称

苯青霉素、青霉素 G、Penicillin G。

2. ATC 编码

J01CE01

3. 性状

钠盐、钾盐均为白色结晶性粉末；无臭或微有特异性臭，有引湿性；遇酸、碱或氧化剂即迅速失效，水溶液在室温放置易失效。在水中极易溶解，在乙醇中溶解，在脂肪油或液状石蜡中不溶。普鲁卡因青霉素为白色微晶性粉末；遇酸、碱或氧化剂等即迅速失效。在甲醇中易溶，在乙醇或氯仿中略溶，在水中微溶。苄星青霉素为白色结晶性粉末。青霉素游离酸的 pKa 为 2.8。

青霉素钠 0.6μg 为 1 单位，1mg 相当于 1670 单位。青霉素钾 0.625μg 为 1 单位，1mg 相当于 1598 单位。

4. 药理学

在细菌繁殖期起杀菌作用，对革兰阳性球菌（链球菌、肺炎球菌、敏感的葡萄球菌）及革兰阴性球菌（脑膜炎球菌、淋球菌）的抗菌作用较强，对革兰阳性杆菌（白喉杆菌）、螺旋体（梅毒螺旋体、回归热螺旋体、钩端螺旋体）、梭状芽孢杆菌（破伤风杆菌、气性坏疽杆菌）、放线菌以及部分拟杆菌有抗菌作用。

青霉素钠、钾不耐酸，口服吸收差，不宜用于口服。肌内注射吸收迅速，肌内注射

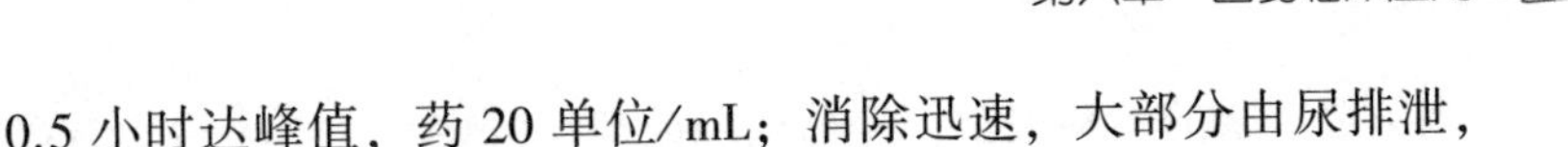

100万单位，血清浓度于0.5小时达峰值，药20单位/mL；消除迅速，大部分由尿排泄，数小时从体内消除，$t_{1/2}$ =0.5小时。

5. 适应证

青霉素用于敏感菌所致的急性感染，如菌血症、败血症、猩红热、丹毒、肺炎、脓胸、扁桃体炎、中耳炎、蜂窝织炎、疖、痈、急性乳腺炎、心内膜炎、流行性脑膜炎（流脑）、钩端螺旋体病（对本病早期疗效较好）、创伤感染、回归热、气性坏疽、炭疽、淋病、放线菌病等。治疗破伤风、白喉宜与相应的抗毒素联用。

普鲁卡因青霉素吸收缓慢，肌内注射30万单位，血药浓度峰值约2单位/mL，24小时仍可测得。适用于梅毒和一些敏感菌所致的慢性感染。

苄星青霉素吸收极缓慢，血药浓度低，适用于需要长期使用青霉素预防的患者，如慢性风湿性心脏病患者。

6. 用法和用量

青霉素钠常用于肌内注射或静脉滴注。肌内注射成人1日量为80万～320万单位，儿童1日量为3万～5万单位/kg，分为2～4次给予。静脉滴注适用于重病，如感染性心内膜炎、化脓性脑膜炎患者。成人1日量为240万～2000万单位，儿童1日量为20万～40万单位/kg，分4～6次加至少量输液中做间歇快速滴注。输液的青霉素（钠盐）浓度一般为1万～4万单位/mL。本品溶液（20万～40万单位/2～4mL）可用于气雾吸入，1日2次。

青霉素钾通常用于肌内注射，由于注射局部较痛，可以用0.25%利多卡因注射液作为溶剂（2%苯甲醇注射液已不用）。钾盐也可静脉滴注，但必须注意患者体内血钾浓度和输液的钾含量（每100万单位青霉素G钾中含钾量为65mg，与氯化钾125mg中的含钾量相近），并注意滴注速度不可太快。

普鲁卡因青霉素仅供肌内注射，1次量40万～80万单位，每日1次。

苄星青霉素仅供肌内注射，1次60万单位，10～14日1次；1次120万单位，14～21日1次。

7. 不良反应

（1）常见过敏反应

包括严重的过敏性休克和血清病型反应、白细胞减少、药疹、接触性皮炎、哮喘发作等。

（2）低剂量的青霉素不引起毒性反应

大剂量应用，可出现神经-精神症状，如反射亢进、知觉障碍、幻觉、抽搐、昏睡等，也可致短暂的精神失常，停药或降低剂量可恢复。对于少数有凝血功能缺陷的患者，大剂量青霉素可扰乱凝血机制，而致出血倾向。

（3）普鲁卡因青霉素偶可致一种特异反应

注射药物当时或之后 1～2 分钟内，患者自觉有心里难受、濒危恐惧感、头晕、心悸、幻听、幻视等症状。一般无呼吸障碍和循环障碍，多数病例可出现血压升高（可与过敏性休克相鉴别）。一般无须特殊处理，症状维持 1～2 小时可自行恢复正常。用镇静药（地西泮）或抗组胺药（肌内注射苯海拉明 20mg）有助于恢复。

8. 禁忌证

对本品或其他青霉素类药过敏者禁用。对普鲁卡因过敏者禁用普鲁卡因青霉素。

9. 注意

（1）以上几种青霉素都可导致过敏反应，用前要按规定方法（见前述）进行皮试。苄星青霉素因使用间隔期长，所以在每次用药前都要进行皮试。

（2）重度肾功能损害者应调整剂量或延长给药间隔。

（3）不宜鞘内给药。

（4）青霉素钠盐或钾盐的水溶液均不稳定，应现配现用，必须保存时，应置冰箱中，以在当天用完为宜。

10. 药物相互作用

（1）丙磺舒（1 次 0.5g，1 日 3 次口服）可阻滞青霉素类药物的排泄，联合应用可使青霉素类血药浓度上升。

（2）理论上氯霉素、红霉素、四环素类、林可霉素类、磺胺类等抑菌药可能减弱青霉素的杀菌作用，但是在球菌性脑膜炎时常与磺胺嘧啶钠联用；流感嗜血杆菌性脑膜炎时与氯霉素联用。

（3）与华法林同用，可加强抗凝血作用。

（4）同时服用避孕药，可能影响避孕效果。

11. 制剂

注射用青霉素钠：每支（瓶）0.24g（40 万单位）、0.48g（80 万单位）或 0.6g（100 万单位）。

注射用青霉素钾：每支 0.25g（40 万单位）。

注射用普鲁卡因青霉素：每瓶 40 万单位者，含普鲁卡因青霉素 30 万单位及青霉素钾盐或钠盐 10 万单位；每瓶 80 万单位者其含量加倍。既有长效，又有速效作用。每次肌内注射 40 万～80 万单位，每日 1 次。

注射用苄星青霉素（长效青霉素、长效西林）：每瓶 120 万单位，肌内注射。

12. 贮法

贮存在干燥、凉暗处，勿置冰箱中，以免瓶装品吸潮。

（二）青霉素 V

1. 其他名称

苯甲氧青霉素、青霉素 V 钾、Penicillin V。

2. ATC 编码

J01CE10。

3. 药理学

本品属青霉素酶敏感性青霉素，常用其钾盐。本品的抗菌谱、抗菌作用均同青霉素钠。口服后不被破坏，吸收率为 60%，其吸收不受胃中食物的影响。口服后 0.5～1 小时达血药浓度峰值。在血浆中与血浆蛋白结合率较高。56%经肝代谢失活，20%～40%经肾排泄。$t_{1/2}$ 为 1 小时。

4. 适应证、不良反应、禁忌证、注意、药物相互作用

同青霉素钠。

5. 用法和用量

口服。成人：125～500mg（20 万～80 万单位）/次，每 6～8 小时 1 次。儿童：每日 15～50mg/kg，分 3～6 次服用。

6. 制剂片剂、胶囊剂

每片或粒 125mg（20 万单位）、250mg（40 万单位）、500mg（80 万单位）。还有颗粒剂或口服干糖浆。

7. 贮法

密封、遮光、凉暗干燥处保存。

（三）苯唑西林钠

1. 其他名称

苯唑青霉素钠、新青霉素Ⅱ、BACTOCIL。

2. ATC 编码

J01CF04。

3. 性状

为白色粉末或结晶性粉末；无臭或微臭。在水中易溶；在丙酮或丁醇中极微溶解；在醋酸乙酯或石油醚中几乎不溶。本品游离酸的 pKa 为 2.8。水溶液的 pH 值为 5.0～7.0。

4. 药理学

本品为半合成的异噁唑类，具有耐葡萄球菌青霉素酶的性质；不为金黄色葡萄球菌所产生的青霉素酶破坏，对产酶金黄色葡萄球菌菌株有效；但对不产酶菌株的抗菌作用不如青霉素 G。

空腹口服本品 1g，于 0.5～1 小时血清浓度达峰值，约 12μg /mL，吸收量可达口服量的 1/3 以上；肌内注射 0.5g，血清浓度于 0.5 小时达峰值，约 16μg /mL。在体内分布广，肝、肾、肠、脾、胸腔积液和关节囊液中均可达有效治疗浓度；腹腔积液中含量较低，痰和汗液中含量微少；本品不能透过正常脑膜。进入体内的药物，约有 1/3～1/2 以原形在尿中排泄，$t_{1/2}$ 约为 0.4 小时。

5. 适应证

本品主要用于产酶的金黄色葡萄球菌和表皮葡萄球菌的周围感染，包括内脏、皮肤和软组织等部位的感染，但对耐甲氧西林金黄色葡萄球菌（MRSA）感染无效。对中枢感染不适用。

6. 用法和用量

静脉滴注：1 次 1～2g，必要时可用到 3g，溶于 100mL 输液内滴注 0.5～1 小时，1 日 3～4次。小儿每日用量 50～100mg/kg，分次给予。肌内注射：1 次 1g，1 日 3～4 次。口服、肌内注射均较少用。肾功能轻中度不足者可按正常用量，重度不足者应适当减量。

7. 不良反应

（1）可出现胃肠道反应，如恶心、呕吐、腹胀、腹泻、食欲不振等，口服给药时较常见。其他尚有静脉炎。大剂量应用可出现神经系统反应，如抽搐、痉挛、神志不清、头痛等。偶见中性粒细胞减少，对特异体质者可致出血倾向。个别人氨基转移酶升高。

（2）尚可见药疹、药物热等过敏反应。少数人可发生白色念珠菌继发感染。

8. 禁忌证

对本品或其他青霉素类过敏者禁用。新生儿、肝肾功能严重损害者、有过敏性疾病史者慎用。

9. 注意

（1）本品可致过敏性休克，用药前应做过敏试验。

（2）严重肾功能不全者应减少给药剂量。

10. 药物相互作用

(1) 丙磺舒阻滞本品的排泄，血药浓度升高，使作用维持较长。

(2) 与西索米星或奈替米星联用，可增强其抗金黄色葡萄糖菌的作用。

(3) 与庆大霉素或氨苄西林联用，可相互增强对肠球菌的抗菌作用。

11. 制剂

注射用苯唑西林钠：每瓶 0.5g、1g（效价）。

12. 贮法

密闭、干燥处保存。

（四）氯唑西林钠

1. 其他名称

邻氯青霉素钠、氯苯西林钠、氯唑青。

2. ATC 编码

J01CF02。

3. 性状

为白色粉末或结晶性粉末；微臭，味苦；有引湿性。在水中易溶，在乙醇中溶解，在醋酸乙酯中几乎不溶。本品游离酸的 pKa 为 2.7，10%水溶液的 pH 值为 5.0～7.0。

4. 药理学

本品为半合成的异口噁唑类，具有耐抗葡萄球菌青霉素酶性质。类似苯唑西林，对产酶金黄色葡萄球菌有抗菌作用，适用于葡萄球菌感染。

口服吸收达 50%。肌内注射 0.5g，0.5 小时血清浓度达峰值，约 18μg /mL。主要由肾脏排泄、尿药浓度可达数百至 1000μg /mL。本品蛋白结合率可达 95%，不易透过血脑屏障和进入胸腔积液。$t_{1/2}$ 约为 0.6 小时。

5. 适应证

主要用于产酶金黄色葡萄球菌或不产酶葡萄球菌所致的败血症、肺炎、心内膜炎、骨髓炎或皮肤软组织感染等。但对耐甲氧西林金黄色葡萄球菌（MRSA）感染无效。

6. 用法和用量

肌内注射：1 次 0.5～1g，1 日 3～4 次。静脉滴注：1 次 1～2g，溶于 100mL 输液中，滴注 0.5～1 小时，1 日 3～4 次。小儿每日用量 30～50mg/kg，分次给予。口服剂量：每次 0.25～0.5g，1 日 4 次，空腹服用。

7. 不良反应、禁忌证、注意、药物相互作用

参见苯唑西林钠。

8. 制剂

注射用氯唑西林钠：每瓶 0.5g（效价）。胶囊剂：每胶囊 0.125g、0.25g、0.5g。颗粒剂：50mg。

9. 贮法

密闭、干燥处保存。

（五）氨苄西林

1. 其他名称

氨苯青霉素、安比西林、安必欣。

2. ATC 编码

J01CA01。

3. 性状

为白色结晶性粉末；味微苦。在水中微溶，在氯仿、乙醇、乙醚或脂肪油中不溶；在稀酸溶液或稀碱溶液中溶解。pKa 为 2.5 和 7.3。0.25%水溶液的 pH 值为 3.5～5.5。其钠盐为白色或类白色的粉末或结晶；无臭或微臭，味微苦；有引湿性。在水中易溶，在乙醇中略溶，在乙醚中不溶。10%水溶液的 pH 值为 8～10。

本品在干燥状态下较稳定。受潮或在水溶液中，除发生降解反应外，还发生聚合反应，生成可致敏的聚合物。

4. 药理学

为半合成的广谱青霉素，其游离酸含 3 分子结晶水，供口服用；其钠盐供注射用。对革兰阳性菌的作用与青霉素 G 近似，对绿色链球菌和肠球菌的作用较优，对其他菌的作用则较差。对耐青霉素 G 的金黄色葡萄球菌无效。革兰阴性菌中淋球菌、脑膜炎球菌、流感杆菌、百日咳杆菌、大肠杆菌、伤寒副伤寒杆菌、痢疾杆菌、奇异变形杆菌、布氏杆菌等对本品敏感，但易产生耐药性。肺炎杆菌、吲哚阳性变形杆菌、铜绿假单胞菌对本品不敏感。

正常人空腹口服 0.5g 或 1g，血清浓度 2 小时达峰值，分别为 5.2μg /mL 和 7.6μg /mL。肌内注射 0.5g，血清浓度于 0.5～1 小时达峰值，约为 12μg /mL。体内分布广，在主要脏器中均可达有效治疗浓度。在胆汁中的浓度高于血清浓度数倍。透过正常脑膜能力低，但在脑膜发炎时则透膜量明显增加。在痰液中的浓度低。进入体内的药物，有 80%以原形由

尿排泄，MW1 小时。

5. 适应证

本品主要用于敏感菌所致的泌尿系统、呼吸系统、胆管、肠道感染以及脑膜炎、心内膜炎等。

6. 用法和用量

口服：1 日 50～100mg/kg，分成 4 次空腹服用；儿童 1 日 50～100mg/kg，分成 4 次。肌内注射：1 次 0.5～1g，1 日 4 次；儿童 1 日 50～150mg/kg，分成 4 次。静脉滴注：1 次 1～2g，必要时可用到 3g，溶于 100mL 输液中，滴注 0.5～1 小时，1 日 2～4 次，必要时每 4 小时 1 次；儿童 1 日 100～150mg/kg，分 4 次给予。

7. 不良反应

本品可致过敏性休克，皮疹发生率较其他青霉素为高，可达 10%或更多。有时也发生药热。偶见粒细胞和血小板减少，少见肝功能异常，大剂量静脉给药可发生抽搐等神经症状。

8. 禁忌证

对本品或其他青霉素类过敏者禁用；传染性单核细胞增多症、巨细胞病毒感染、淋巴细胞白血病、淋巴瘤等患者避免使用。

9. 注意

（1）严重肾功能损害者，有哮喘、湿疹、荨麻疹等过敏性疾病，均应慎用。

（2）用药期间如出现严重的持续性腹泻，可能是假膜性肠炎，应立即停药，确诊后采用相应抗生素治疗。

（3）本品针剂应溶解后立即使用，溶解放置后致敏物质可增多。

（4）本品在弱酸性葡萄糖液中分解较快，因此，宜用中性液体做溶剂。

10. 药物相互作用

（1）与下列药物有配伍禁忌：氨基苷类、多黏菌素类、红霉素、四环素类、氯化钙、葡萄糖酸钙、肾上腺素、间羟胺、多巴胺、维生素 B 族、维生素 C、含有氨基酸的注射剂等。

（2）与阿司匹林、吲哚美辛和磺胺类药物合用，可减少本药的排泄，使血药浓度升高。

（3）本品可加强华法林的抗凝血作用，降低口服避孕药的药效。

11. 制剂

胶囊剂：每胶囊 0.25g。注射用氨苯西林钠：每瓶 0.5g、1.0g。

12. 贮法

密闭、干燥处保存。

（六）阿莫西林

1. 其他名称

羟氨苄青霉素、阿莫仙、强必林、益萨林、再林。

2. ATC 编码

J01CA04。

3. 性状

为白色或类白色结晶性粉末；味微苦。在水中微溶，在乙醇中几乎不溶。pKa 为 2.4、7.4 和 9.6。0.5%水溶液的 pH 值为 3.5～5.5。本品的耐酸性较氨苄西林为强。

4. 药理学

抗菌谱与氨苯西林相同，微生物对本品和氨苯西林有完全的交叉耐药性。本品口服吸收良好。服用同量药物，本品的血清药物浓度比氨苯西林高约 1 倍。

5. 适应证

常用于敏感菌所致的呼吸道、尿路和胆管感染以及伤寒等。

6. 用法和用量

口服：成人每日 1～4g，分 3～4 次服。儿童每日 50～100mg/kg，分 3～4 次服。

肾功能严重不足者应延长用药间隔时间；肾小球滤过率（GFR）为 10～15mL/min 者 8～12小时给药 1 次；<10mL/min 者 12～16 小时给药 1 次。

7. 不良反应、禁忌证、注意、药物相互作用

参见氨苯西林。

8. 制剂

片剂（胶囊）：每片（粒）0.125g、0.25g（效价）。

9. 贮法

遮光、密封保存。

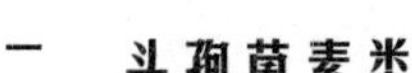

（一）头孢氨苄

1. 其他名称

苯甘孢霉素、先锋霉素 IV、赐福力欣、福林。

2. ATC 编码

J01DB01。

3. 性状

为白色或乳黄色结晶性粉末；微臭。在水中微溶，在乙醇、氯仿或乙醚中不溶。pKa 为 2.5、5.2 和 7.3。水溶液的 pH 值为 3.5～5.5。

4. 药理学

本品为半合成的第一代口服头孢菌素。对金黄色葡萄球菌（包括耐青霉素 G 菌株）、溶血性链球菌、肺炎球菌、大肠杆菌、奇异变形杆菌、克雷白杆菌（肺炎杆菌）、流感嗜血杆菌、卡他球菌等有抗菌作用。葡萄球菌的部分菌株、粪链球菌、吲哚阳性变形杆菌、肠杆菌属对本品耐药。本品对铜绿假单胞菌无抗菌作用。

本品口服吸收良好。空腹给药吸收率可达 90%，口服 0.25g、0.5g、1g，1 小时的平均血清药物浓度分别为 9μg/mL、18μg/mL、32μg/mL，6 小时尚可测出。本品吸收后主要由尿呈原形排泄，8 小时内可排出 90%以上。口服 0.25g 后尿药峰浓度约 1mg/mL。$t_{1/2}$ 约为 0.6 小时。

5. 适应证

用于敏感菌所致的呼吸道、泌尿道、皮肤和软组织、生殖器官（包括前列腺）等部位的感染，也常用于中耳炎。

6. 用法和用量

成人：1 日 1～2g，分 3～4 次服用，空腹服用。小儿：1 日 25～50mg/kg，分 3～4 次服用。

7. 不良反应

服药后常见胃肠道反应，如恶心、腹泻、食欲不振等。少见皮疹、荨麻疹、红斑、药物热等过敏反应，偶见过敏性休克。用药后可出现暂时性肝功能异常。少数患者可能出现血红蛋白降低、血小板减少、中性粒细胞减少、嗜酸粒细胞增多，偶见溶血性贫血。对肾脏影响，少数患者可出现尿素氮、肌酸、肌酸酐值升高。

8. 禁忌证

对头孢菌素过敏者及有青霉素过敏性休克史者禁用。

9. 注意

（1）对青霉素过敏或过敏体质者慎用。

（2）肾功能严重损害者应酌减用量。

10. 药物相互作用

（1）与庆大霉素或阿米卡星联用，对某些敏感菌株有协同抗菌作用。

（2）与丙磺舒合用，可抑制本品在肾脏的排泄，使血药浓度升高约 30%。

（3）与肾毒性药物如强利尿剂、氨基苷类、抗肿瘤药等同用，可增加肾毒性。

（4）与华法林同用可增加出血的危险。

11. 制剂

片（胶囊）剂：每片（粒）0.125g、0.25g。颗粒剂：1g 含药 50mg。

12. 贮法

遮光、密封，在凉暗处保存。

（二）头孢唑林钠

1. 其他名称

先锋霉素Ⅴ、西孢唑琳、凯复唑、赛福宁。

2. ATC 编码

J01DB04。

3. 性状

常用其钠盐，为白色或类白色的结晶性粉末；无臭，味苦。极易溶于水，微溶于甲醇，极微溶于乙醇，不溶于丙酮、乙醚或氯仿中。其游离酸的 pKa 为 2.5，溶液的 pH 值为 4.5～6（接近 5.5）。水溶液较稳定，室温下可保存 24 小时；受冷常析出结晶，宜温热溶化后应用。

4. 药理学

为半合成的第一代头孢菌素。抗菌谱类似头孢氨苄，对葡萄球菌（包括产能菌株）、链球菌（肠球菌除外）、肺炎链球菌、大肠杆菌、奇异变形杆菌、克雷白杆菌、流感嗜血杆菌以及产气肠杆菌等有抗菌作用。本品的特点是对革兰阴性菌的作用较强，对葡萄球菌的 β - 内酰胺酶耐抗性较弱。

本品通常用于注射。肌内注射 1g，1 小时血药浓度为 64μg/mL；静脉注射 1g，30 分钟血药浓度为 106μg/mL。本品的半衰期较长（$t_{1/2}$ = 1.8 小时），有效血药浓度较持久。

除脑组织外，在全身分布良好，在胆汁中的浓度较低（为血清药物浓度的1/5～1/2）。本品主要由尿呈原形排泄，肌内注射500mg，6小时内有60%～80%药物由尿排出，尿药峰浓度可达1000μg/mL。

5. 适应证

用于敏感菌所致的呼吸道、泌尿生殖系、皮肤软组织、骨和关节、胆管等感染，也可用于心内膜炎、败血症、咽和耳部感染。

6. 用法和用量

肌内或静脉注射：1次0.5～1g，1日3～4次。革兰阳性菌所致轻度感染：1次0.5g，1日2～3次；中度或重症感染：1次0.5～1g，1日3～4次；极重感染：1次1～1.5g，1日4次。泌尿系感染：1次1g，1日2次。儿童1日量为20～40mg/kg，分3～4次给予；重症可用到1日100mg/kg。新生儿1次不超过20mg/kg，1日2次。

7. 不良反应

常见皮疹、红斑、药物热、支气管痉挛等过敏反应，偶见过敏性休克。胃肠道反应有恶心、呕吐、食欲减退、腹痛、腹泻、味觉障碍等症状，偶见假膜性肠炎。用药后可出现暂时性肝功能异常。少数患者可能出现血红蛋白降低、血小板减少、中性粒细胞减少、嗜酸粒细胞增多，偶见溶血性贫血。对肾脏有影响，少数患者可出现尿素氮、肌酸、肌酸酐值升高。

8. 禁忌证

对头孢菌素过敏者禁用。

9. 注意

（1）青霉素过敏者，肝、肾功能不全者慎用。

（2）肌内注射偶可引起局部疼痛，静脉注射少数患者可引起静脉炎。

（3）有的供肌内注射的注射剂内含利多卡因，不可注入静脉。

10. 药物相互作用

参见头孢氨苄。

11. 制剂

注射用头孢唑林钠：每瓶0.5g、1g、2g。

12. 贮法

密封、在干燥凉暗处保存。

（三）头孢羟氨苄

1. 其他名称

羟氨苄头孢菌素、欧意、力欣奇。

2. ATC 编码

J01DB05。

3. 性状

为白色或类白色结晶性粉末，有特异性臭味。在水中微溶，在乙醇、氯仿或乙醚中几乎不溶。5%水溶液的 pH 值为 4～6。在弱酸性条件下稳定。

4. 药理学

本品为半合成的第一代口服头孢菌素。其作用类似头孢氨苄，对金黄色葡萄球菌、溶血性链球菌、肺炎链球菌、大肠杆菌、奇异变形杆菌、肺炎克雷白杆菌等有抗菌作用。

本品口服吸收良好，受食物的影响小，口服 0.5g 或 1g 后，平均血药峰浓度分别为 16μg /mL 或 28μg /mL。体内有效浓度维持较久，用药 12 小时尚可测出。有 90%以上的药物由尿呈原形排出，1 次口服 0.5g，尿药峰浓度可达 1800μg /mL，有效浓度可维持 20 小时。

5. 适应证

用于呼吸道、泌尿道、咽部、皮肤等部位的敏感菌感染。

6. 用法和用量

成人平均用量：1 日 1～2g，分 2～3 次口服，泌尿道感染时，也可 1 次服下。小儿 1 日量 50mg/kg，分两次服。

肾功能不全者，首次服 1g，以后按肌酐清除率制订给药方案：肌酐清除率为 25～50mL/min 者，每 12 小时服 0.5g；10～25mL/min 者，每 24 小时服 0.5g；<10mL/min 者，每 36 小时服 0.5g。

7. 不良反应、注意、药物相互作用

参见头孢氨苄。

8. 制剂

片剂（胶囊剂）：每片（粒）0.125g、0.25g。

9. 贮法

遮光、密封、在干燥凉暗处保存。

（四）头孢拉定

本品为第一代头孢菌素。其游离酸供口服。注射制剂有两种：一种是游离酸与无水碳

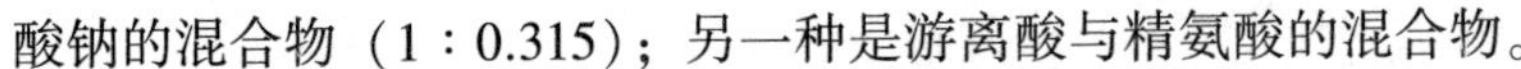

酸钠的混合物（1∶0.315）；另一种是游离酸与精氨酸的混合物。

1. 其他名称

头孢环己烯、先锋霉素 VI、泛捷复、君必清、VELOSEF。

2. ATC 编码

J01DB09。

3. 性状

为白色或类白色的结晶性粉末；微臭。在水中略溶，在乙醇、氯仿、乙醚中几乎不溶。pKa 2.5 和 7.3。1%水溶液 pH 值为 3.5～6。在碱性物质存在时，游离酸容易溶解。

4. 药理学

抗菌性能类似头孢氨苄，对金黄色葡萄球菌、溶血性链球菌、肺炎链球菌、大肠杆菌、奇异变形杆菌、肺炎克雷白杆菌、流感嗜血杆菌等有抗菌作用。

空腹口服 250mg 或 500mg，平均血药峰浓度于 1 小时内到达，分别为 9μg/mL 或 16.5μg/mL。食物延迟本品吸收，但不影响吸收总量。90%药物在 6 小时内以原形由尿排泄，口服 250mg 后，尿药峰浓度可达 1600μg/mL。本品的肾毒性较轻微。

静脉注射本品 1g，5 分钟时血药浓度为 86μg/mL；15 分钟为 50μg/mL；30 分钟为 26μg/mL；1 小时为 12μg/mL；到 4 小时为 1μg/mL。

5. 适应证

用于呼吸道、泌尿道、皮肤和软组织等部位的敏感菌感染，注射剂也用于败血症和骨感染。

6. 用法和用量

口服：成人 1 日 1～2g，分 3～4 次服用。小儿每日 25～50mg/kg，分 3～4 次服用。肌内注射、静脉注射或滴注：成人 1 日 2～4g，分 4 次注射；小儿 1 日量为 50～100mg/kg，分 4 次注射。肾功能不全者按患者肌酐清除率制订给药方案：肌酐清除率>20mL/min 者，每 6 小时服 500mg；15～20mL/min 者，每 6 小时服 250mg；<15mL/min 者，每 12 小时服 250mg。

7. 不良反应

长期用药可致菌群失调、维生素 B 族、维生素 K 缺乏、二重感染等不良反应。

8. 禁忌证

对头孢类抗生素过敏者禁用。

9. 注意

（1）对青霉素过敏或有过敏体质者及肾功能不全者慎用。

（2）国内上市后不良反应报道，使用本品可能导致血尿，95%以上是由静脉注射用药引起的。儿童是发病的易感人群，儿童患者应用本品应谨慎，并在监测下用药。

10. 制剂

胶囊剂：每粒0.25g、0.5g。干混悬剂：0.125g、0.25g。

注射用头孢拉定（添加碳酸钠）：每瓶0.5g、1g。

注射用头孢拉定A（添加精氨酸）：每瓶0.5g、1g。

11. 贮法

置干燥、阴凉处，避免受热。

（五）头孢呋辛钠

1. 其他名称

头孢呋肟、新福欣、西力欣、伏乐新、达力新、Z1NACEF。

2. ATC编码

J01DC02。

3. 性状

为白色或微黄色结晶性粉末，易溶于水。其水溶液，视浓度和溶剂的不同，由浅黄色至琥珀色。其游离酸的pKa为2.5，新制备液的pH值为6～8.5。

4. 药理学

本品为半合成的第二代头孢菌素。对革兰阳性菌的抗菌作用低于或接近于第一代头孢菌素。革兰阴性的流感嗜血杆菌、淋球菌、脑膜炎球菌、大肠杆菌、克雷白杆菌、奇异变形杆菌、肠杆菌属、枸橼酸杆菌、沙门菌属、志贺菌属以及某些吲哚阳性变形杆菌对本品敏感。本品有较好的耐革兰阴性菌的β-内酰胺酶的性能，对上述菌中耐氨苄西林或耐第一代头孢菌素的菌株也能有效。铜绿假单胞菌、弯曲杆菌、不动杆菌、沙雷杆菌大部分菌株、普通变形杆菌、难辨梭状芽孢杆菌、李斯特菌等对本品不敏感。

肌内注射750mg，血药浓度达峰值时间约45分钟，平均浓度为27μg/mL；静脉注射750mg或1.5g，15分钟血药浓度分别为50μg/mL或100μg/mL，分别在5.3小时或8小时内维持2μg/mL的有效浓度，$t_{1/2}$约80分钟。约有90%的药物在8小时内由肾排泄，尿药峰浓度可达1300μg/mL。

5. 适应证

临床应用于敏感的革兰阴性菌所致的下呼吸道、泌尿系、皮肤和软组织、骨和关节、

 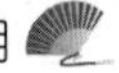

女性生殖器等部位的感染。对败血症、脑膜炎也有效。

6. 用法和用量

肌内注射或静脉注射，成人：1 次 750～1500mg，1 日 3 次；对严重感染，可按 1 次 1 500mg，1 日 4 次。应用于脑膜炎，1 日剂量在 9g 以下。儿童：平均 1 日量为 60mg/kg，严重感染可用到 100mg/kg，分 3～4 次给予。肾功能不全者按患者的肌酐清除率制订给药方案：肌酐清除率>20mL/min 者，每日 3 次，每次 0.75～1.5g；10～20mL/min 者每次 0.75g，1 日 2 次；<10mL/min 者每次 0.75g，1 日 1 次。

肌内注射：1 次用 0.75g，加注射用水 3mL，振摇使成混悬液，用粗针头做深部肌内注射。静脉给药：每 0.75g 本品，注射用水约 10mL，使溶解成澄明溶液，缓慢静脉注射或加到墨菲管中随输液滴入。

7. 不良反应

常见皮肤瘙痒、胃肠道反应、血红蛋白降低、转氨酶和血胆红素升高、肾功能改变等。肌内注射可致局部疼痛。

8. 注意

（1）对青霉素过敏或过敏体质者慎用。

（2）严重肝肾功能不全者慎用。

（3）本品可透过胎盘，也可经乳汁排出，妊娠期妇女、哺乳期妇女用药应权衡利弊。

9. 药物相互作用

（1）不可与氨基苷类置同一容器中注射。

（2）与高效利尿药（如呋塞米）联合应用，可致肾损害。

10. 制剂

注射用头孢呋辛钠：每瓶 0.75g、1.5g。

11. 贮法

遮光、密封、在干燥凉暗处保存。

（六）头孢克洛

1. 其他名称

头孢氯氨苄、希刻劳、新达罗、再克、CECLOR。

2. ATC 编码

J01DC04。

3. 性状

为白色或类白色结晶性粉末，略溶于水（1∶100），极微溶于氯仿、乙醚或甲醇中，2.5%水混悬液的 pH 值为 3～4.5，对胃酸稳定，遇碱逐渐分解。

4. 药理学

本品为半合成头孢菌素，抗菌谱较其他的第一代略广。抗菌性能与头孢唑啉相似，对葡萄球菌（包括产酶菌株）、化脓性链球菌、肺炎链球菌、大肠杆菌、奇异变形杆菌、流感嗜血杆菌等有良好的抗菌作用。

本品口服应用，空腹服 0.25g、0.5g 或 1g，在 30～60 分钟内血药峰浓度分别为 7μg/mL、13μg/mL 或 23μg/mL。主要分布于血液、内脏器官、皮肤组织中。脑组织中的浓度低。$t_{1/2}$ 为 0.6～0.9 小时，药物由尿呈原形排出，一次口服 0.25g，尿药峰浓度可达 600μg/mL，肾功能不全者半衰期稍延长。

5. 适应证

用于上述敏感菌所致的呼吸道、泌尿道和皮肤、软组织感染，以及中耳炎等。

6. 用法和用量

成人：口服常用量为每次 250mg，每 8 小时 1 次。重病或微生物敏感性较差时，剂量可加倍，但 1 日量不可超过 4g。儿童：1 日口服剂量为 20mg/kg，分 3 次（每 8 小时 1 次）；重症可按 1 日 40mg/kg 给予，但 1 日量不超过 1g。

7. 不良反应

参见头孢氨苄。长期应用可致菌群失调，还可引起继发性感染。

8. 禁忌证

对头孢类抗生素过敏者禁用。

9. 注意

（1）对于肾功能轻度不全者，可不减用量；对肾功能严重不全或完全丧失者，应进行血药浓度监测，降低用量。

（2）与青霉素类有部分交叉过敏性，对青霉素过敏者应慎用。

（3）可透过胎盘，妊娠期妇女不宜应用。

（4）与食物同用时，血药峰浓度仅为空腹用药的 50%～75%，故宜空腹给药。

10. 药物相互作用

参见头孢氨苄。

11. 制剂

胶囊剂（片剂）：每粒（片）0.125g、0.25g。干混悬剂：0.125g、1.5g。

12. 贮法

遮光、密封、在干燥凉暗处保存。

第二节　化学合成抗菌药

一、磺胺类

磺胺药为比较常用的一类药物，具有抗菌谱广、可以口服、吸收较迅速，有的（如磺胺嘧啶、SD）能通过血脑屏障渗入脑脊液，较为稳定、不易变质等优点。磺胺药单独应用，微生物易产生耐药性，甲氧苄啶的出现加强了磺胺药的抗菌作用，使磺胺药的应用更为普遍。

第一，分类。

1. 磺胺药物口服吸收后，其血药浓度持续时间不同。按其 $t_{1/2}$ 长短可分为短效磺胺（$t_{1/2}$ 约6小时）、中效磺胺（$t_{1/2}$ 接近12小时）和长效磺胺（$t_{1/2}$ 超过24小时）三类。目前，临床上应用的主要是中效磺胺，常用磺胺甲噁唑（SMZ）和磺胺嘧啶（SD）两种。其他均已少用。

2. 外用磺胺：主要有磺胺醋酰钠（SA、SC-Na）、磺胺米隆（甲磺灭脓、SML）、磺胺嘧啶银（SD-Ag）等。

第二，不良反应。

一般不良反应有恶心、呕吐、眩晕等，多可自行消失。严重的反应表现在血液系统有粒细胞减少或缺乏、贫血、血小板减少，对体内葡萄糖-6-磷酸（G-6-P）脱氢酶缺乏者可致正铁血红蛋白血症和溶血性贫血。皮肤反应常见者为皮疹，也偶致剥脱性皮炎或大疱性表皮松解性药疹，以及重症多形红斑、光敏性皮炎等。还可致肝、肾损害和周围神经炎等。

第三，用药注意事项。

1. 肾功能有损害时，磺胺（尤其是长效磺胺）的排泄减慢，此时应慎用或不用。

2. 临床使用磺胺时，不可任意加大剂量，增加用药次数或延长疗程，以防蓄积中毒。

3. 磺胺类有可能导致畸胎，故妊娠期妇女不宜应用。

4. 磺胺药之间有交叉过敏性，当患者对某一磺胺产生过敏后，不宜换用其他磺胺药。细菌对不同磺胺可产生交叉耐药性，因此，细菌对某一磺胺产生耐药性后，换另一磺胺药一般是无用的。

5. 由于磺胺药能抑制大肠杆菌的生长，妨碍B族维生素在肠内的合成，必要时，应给予维生素 B 以预防其缺乏。

6. 对氨苯甲酸能减弱磺胺药的抑菌效力，故某些含有对氨苯甲酰基的局部麻醉药如普鲁卡因、苯佐卡因、丁卡因等，不宜与磺胺合用。

（一）磺胺嘧啶

1. 其他名称

磺胺哒嗪、磺胺嘧啶钠、SD。

2. ATC 编码

J01EC02。

3. 性状

为白色或类白色的结晶或粉末；无臭，无味，遇光色渐变暗。在乙醇或丙酮中微溶，在水中几乎不溶；在氢氧化钠试液或氨试液中易溶，在稀盐酸中溶解。血清中溶解度约为 1：620（37℃）。

其钠盐为白色结晶性粉末；无臭，味微苦；遇光色渐变暗；久置潮湿空气中，即缓缓吸收二氧化碳而析出磺胺嘧啶。其 20% 水溶液的 pH 值为 9.6～10.5，游离酸 pKa 为 6.4。

4. 药理学

有抑制细菌生长繁殖的作用，对脑膜炎双球菌、肺炎链球菌、淋球菌、溶血性链球菌的抑制作用较强，对葡萄球菌感染疗效差。细菌对本品可产生耐药性。本药排泄较慢，蛋白结合率较低（45%），脑脊髓液浓度可达血清的 70%，因此，为治疗流脑的首选药物。其 $t_{1/2}$ 为 17h，为中效磺胺药。

5. 适应证

防治敏感脑膜炎球菌所致的流行性脑膜炎。

6. 用法和用量

（1）口服

成人：①预防脑膜炎，1 次 1g，1 日 2g；②治疗脑膜炎，1 次 1g，1 日 4g。儿童：①一般感染，可按 1 日 25～30mg/kg，分为 2 次用；②流脑，则按 1 日 100～150mg/kg 应用。

（2）缓慢静脉注射或静脉滴注

治疗严重感染，成人 1 次 1～1.5g，1 日 3～4.5g。本品注射液为钠盐，须用灭菌注射用水或等渗氯化钠注射液稀释，静脉注射时浓度应低于 5%；静脉滴注时浓度约为 1%（稀释 20 倍），混匀后应用。

7. 禁忌证

对本药或磺胺类药过敏者、严重肝肾功能不全者、妊娠期妇女、哺乳期妇女及2个月以下婴儿禁用。

8. 注意

（1）在体内的代谢产物乙酰化物的溶解度低，容易在泌尿道中析出结晶，引起结晶尿、血尿、疼痛、尿闭等。过去本品常按1日4次服用，产生此类不良反应的机会多，故习惯上需要与等量的碳酸氢钠同服，以使尿呈碱性，减少结晶的析出。现本品通常1日只用2次，引起结晶尿的情况已大大减少。服药期间注意多饮水（每日至少1500mL），一般不会引起结晶尿、血尿，因此，可不同服碳酸氢钠。

（2）注射剂仅供重患者用，不宜做皮下、鞘内或肌内注射。

（3）注射液遇酸类可析出不溶性的SD结晶。若用5%葡萄糖液稀释，由于葡萄糖液的弱酸性，有时可析出结晶。空气中的CO_2也常可使本品析出游离酸结晶。

9. 药物相互作用

（1）与口服抗凝药、降糖药、甲氨蝶呤和苯妥英钠等合用，由于本药可取代这些药物的蛋白结合部位，或抑制其代谢，以致药物作用增强、时间延长或毒性增加。

（2）在输液中忌与碳酸氢钠配伍，因可产生沉淀。

（3）与骨髓抑制药合用可能增强此类药物对造血系统的不良反应。

（4）与酸性药物如维生素C合用，可析出结晶。

（5）可能干扰青霉素类药物的杀菌作用，应避免同时应用。

10. 制剂

片剂：每片0.5g。磺胺嘧啶混悬液：10%（g/mL）。

磺胺嘧啶钠注射液：每支0.4g（2mL）、1g（5mL）。注射用磺胺嘧啶钠：每瓶0.4g、1g。

复方磺胺嘧啶（双嘧啶，SD-TMP）片：每片含磺胺嘧啶（SD）400mg和甲氧苄啶（TMP）50mg。本品的治疗效果药与复方磺胺甲噁唑（SMZ-TMP）片相近。

11. 贮法

密闭、在凉暗处保存。

（二）磺胺甲噁唑

1. 其他名称

磺胺甲基异噁唑、新诺明、SMZ、SINOMIN。

2. ATC 编码

J01EC01。

3. 性状

为白色结晶性粉末；无臭，味微苦。在水中几乎不溶，在稀盐酸、氢氧化钠试液或氨试液中易溶。pKa=5.6。

4. 药理学

抗菌谱与 SD 相近，但抗菌作用较强。$t_{1/2}$ 为 11h。在尿中乙酰化率高，且溶解度较低，故较易出现结晶尿、血尿等。大剂量、长期应用时宜与碳酸氢钠同服。适用于尿路感染、呼吸道感染、皮肤化脓性感染、扁桃体炎等。与增效剂甲氧苄啶（TMP）联合应用时，其抗菌作用有明显增强，临床应用范围也扩大。

5. 适应证

用于急性支气管炎、肺部感染、尿路感染、伤寒、布氏杆菌病、菌痢等，疗效与氨苯西林、氯霉素、四环素等相近。

6. 用法和用量

1 日 2 次，每次服 1g。

7. 制剂

片剂：每片 0.5g。

复方磺胺甲噁唑（复方新诺明、SMZ-TMP）片：每片含 SMZ0.4g、TMP 0.08g。用于支气管炎，肺部、尿路感染，伤寒等。成人及 12 岁以上儿童每日 2 次，每次服 2 片，首剂 2～4 片，早饭及晚饭后服。2～6 岁儿童早晚各服儿童片（每片含 SMZ 0.1g、TMP 0.02g）1～2 片，6～12 岁早晚各服儿童片 2～4 片。近期报道可引起药物过敏，轻者出现红斑性药疹，重者发生大疱性表皮松解、萎缩坏死性或剥脱性皮炎，甚至危及生命。故应用时须注意：①对高度过敏体质特别是对磺胺过敏者禁用；②发现药物过敏（皮疹），应立即停药，并采取抗过敏措施。此外，尚可引起白细胞减少、肾功能损伤。用于肾功能不全患者，用量应为常用量的 1/2，并且要进行监测。

联磺甲氧苄啶片（增效联磺片）：每片含 SMZ0.2g、SD0.2g、TMP0.08g，作用与复方磺胺甲噁唑片相似。口服，1 次 2 片，1 日 2 次。

复方磺胺甲噁唑（复方新诺明、SMZ-TMP）注射液：每支 2mL，含 SMZ0.4g、TMP 0.08g。用途同上。肌内注射：1 日 2 次，每次 2mL。静脉滴注因不良反应较多，故少用。

8. 贮法

密闭、在凉暗处保存。

二、喹诺酮类

喹诺酮类，又称吡酮酸类或吡啶酮酸类，是一类合成抗菌药。

喹诺酮类和其他抗菌药的作用点不同，它们以细菌的脱氧核糖核酸（DNA）为靶。细菌的双股DNA扭曲成为袢状或螺旋状（称为超螺旋），使DNA形成超螺旋的酶称为DNA回旋酶，喹诺酮类妨碍此种酶，进一步造成染色体的不可逆损害，而使细菌细胞不再分裂。它们对细菌显示选择性毒性。当前，一些细菌对许多抗生素的耐药性可因质粒传导而广泛传布。本类药物则不受质粒传导耐药性的影响，因此，本类药物与许多抗菌药物间无交叉耐药性。

喹诺酮类是主要作用于革兰阴性菌的抗菌药物，对革兰阳性菌的作用较弱（某些品种对金黄色葡萄球菌有较好的抗菌作用）。

随着喹诺酮类药物的广泛应用，耐药菌株日趋增多。其耐药机制：一是DNA旋转酶的A或B亚单位的变异；二是细胞外膜Porin转运蛋白减少，使细菌细胞膜对药物通透性降低，从而产生耐药。细胞膜通透性降低的耐药机制，可能是细菌对喹诺酮类和头孢菌素类抗菌药物产生交叉耐药性的主要原因。国外文献报道，环丙沙星、左氧氟沙星和加替沙星之间存在严重交叉耐药。

第一，分类。

喹诺酮类按发明先后及其抗菌性能的不同，分为四代。

第一代喹诺酮类，只对大肠杆菌、痢疾杆菌、克雷白杆菌、少部分变形杆菌有抗菌作用。具体品种有萘啶酸和吡咯酸等，因疗效不佳现已少用。

第二代喹诺酮类，在抗菌谱方面有所扩大，对肠杆菌属、枸橼酸杆菌、铜绿假单胞菌、沙雷杆菌也有一定抗菌作用。吡哌酸是国内主要应用品种。此外尚有新噁酸和甲氧噁喹酸，在国外有生产。

第三代喹诺酮类的抗菌谱进一步扩大，对葡萄球菌等革兰阳性菌也有抗菌作用，对一些革兰阴性菌的抗菌作用则进一步加强。目前，临床应用品种数最多。

第四代喹诺酮类与前三代药物相比在结构上修饰，结构中引入8-甲氧基，有助于加强抗厌氧菌活性，而C-7位上的氮双环结构则加强抗革兰阳性菌活性并保持原有的抗革兰阴性菌的活性，不良反应更小，但价格较贵。对革兰阳性菌抗菌活性增强，对厌氧菌包括脆弱拟杆菌的作用增强，对典型病原体如肺炎支原体、肺炎衣原体、军团菌以及结核分枝杆菌的作用增强。多数产品半衰期延长，如加替沙星与莫西沙星。

第二，不良反应。

本类药物的不良反应主要有：胃肠道反应：恶心、呕吐、不适、疼痛等；中枢反应：

头痛、头晕、睡眠不良等，并可致精神症状，由于本类药物可抑制 γ-氨基丁酸（GABA）的作用，因此可诱发癫痫，有癫痫病史者慎用；光敏反应：少数喹诺酮类药物如洛美沙星较明显，因此，服药期间应避免紫外线和日光照射；关节损害与跟腱炎：本类药物可影响软骨发育，妊娠期妇女、未成年人不可使用；可产生结晶尿，尤其在碱性尿中更易发生；大剂量或长期应用本类药物易致肝损害；心脏毒性：QT 间期延长；干扰糖代谢：糖尿病患者使用时应注意。

第三，药物相互作用。

1. 碱性药物、抗胆碱药、H_2受体阻滞剂以及含铝、钙、铁等多价阳离子的制剂均可降低胃液酸度而使本类药物的吸收减少，应避免同服。

2. 利福平（RNA 合成抑制药）及伊曲康唑、氯霉素（蛋白质合成抑制药）均可使本类药物的作用降低，使萘啶酸和诺氟沙星的作用完全消失，使氧氟沙星和环丙沙星的作用部分抵消。

3. 氟喹诺酮类抑制茶碱的代谢，与茶碱联合应用时，使茶碱的血药浓度升高，可出现茶碱的毒性反应，应予注意。

4. 其他药物：与口服抗凝药如华法林同时使用有增加出血的危险；依诺沙星与布洛芬合用有引起惊厥的危险；司帕沙星与吩噻嗪类、三环类抗抑郁药及抗心律失常药等合用，有增加心律失常的危险，应禁止合用。

（一）吡哌酸

1. 其他名称

PPA。

2. ATC 编码

J01MB04。

3. 性状

为微黄色或淡黄色结晶性粉末；无臭，味苦。在甲醇或二甲基甲酰胺中微溶，在水或氯仿中极微溶解，在乙醇、乙醚或苯中不溶，在氢氧化钠试液或 SD 冰醋酸中易溶。本品对光不稳定，遇光色泽渐变为污黄色。

4. 药理学

对大肠杆菌、变形杆菌、克雷白杆菌、枸橼酸杆菌、沙雷杆菌、痢疾杆菌等有较强的抗菌作用；对肠杆菌属、铜绿假单胞菌、金黄色葡萄球菌等需较高浓度才有抗菌作用；对肠球菌无效。

口服 400mg，2h 血清药物浓度达峰，约为 2.5μg/mL，不足治疗浓度。但尿中浓度可

达血清浓度的百倍以上，1 日 2 次，每次口服 400mg，尿浓度可达 900μg /mL，到 12h 仍保持 170～230μg /mL，$t_{1/2}$ 约为 3.3h，而肾功能不全者则可延长到 16 小时。

5. 适应证

临床主要应用于敏感革兰阴性杆菌和葡萄球菌所致尿路、肠道和耳道感染，如尿道炎、膀胱炎、菌痢、肠炎、中耳炎等。

6. 用法和用量

成人口服：一次 0.5g，一日 1.5～2g，分次给予，一般不超过 10d。

7. 不良反应

常见食欲不振、恶心、呕吐、胃痛、腹泻、便秘等胃肠道症状。有时可导致氨基转移酶、肌酐、BUN 等值上升，也可引起头痛、头晕、倦怠、口渴、口炎等反应。也可致发疹、瘙痒、发热、颜面水肿，以及白细胞减少等症状，宜及时停药。偶可引起休克。

8. 禁忌证

对本药或萘啶酸过敏者禁用。

9. 注意

（1）可影响软骨发育，18 岁以下青少年不宜使用。

（2）妊娠期妇女、哺乳期妇女不宜使用。

（3）严重肝肾功能不全者、中枢神经系统疾患者以及有癫痫病史者慎用。

（4）用药期间不宜长期暴露于阳光下。

10. 药物相互作用

与庆大霉素、梭苯西林、青霉素等常可起协同的抗菌作用。

11. 制剂

片剂：每片 0.25g、0.5g。胶囊剂：每胶囊 0.25g。

12. 贮法

干燥处保存，避免阳光直射。

（二）诺氟沙星

1. 其他名称

氟哌酸。

2. ATC 编码

J01MA06。

3. 性状

为类白色至淡黄色结晶性粉末；无臭，味微苦；在空气中能吸收水分，遇光色渐变深。在二甲基甲酰胺中略溶，在水或乙醇中极微溶解，在醋酸、盐酸或氢氧化钠溶液中易溶。熔点为 218～224℃。

4. 药理学

为第三代喹诺酮类药物，具有抗菌谱广、作用强的特点，尤其对革兰阴性菌，如铜绿假单胞菌、大肠杆菌、肺炎克雷白杆菌、奇异变形杆菌、产气杆菌、沙门菌、沙雷菌、淋球菌等有强的杀菌作用，其最低抑菌浓度（MIC）远较常用的抗革兰阴性菌药物为低。对于金黄色葡萄球菌，本品的作用也较庆大霉素为强。

口服后迅速吸收，组织分布良好，在肝、肾、胰、脾、淋巴结、腮腺、支气管黏膜等组织中浓度均高于血浓度，并可渗入各种渗出液中，但在脑组织和骨组织中浓度低。在体内几乎不被代谢，绝大部分自尿排出，尿中药物浓度极高，为 3.5h。

5. 适应证

本品应用于敏感菌所致泌尿道、肠道、耳鼻喉科、妇科、外科和皮肤科等感染性疾病。

6. 用法和用量

口服，成人 1 次 0.1～0.2g，1 日 3～4 次。空腹服药吸收较好。一般疗程为 3～8d，少数病例可达 3 周。对于慢性泌尿道感染病例，可先用一般量 2 周，再减量为 200mg/d，睡前服用，持续数月。

严重病例及不能口服者静脉滴注。用量：每次 200～400mg，每 12 小时一次。将一次量加于输液中，滴注 1h。

7. 不良反应

服药初期可有上腹部不适感，一般无须停药，可逐渐自行消退。少数患者可引起氨基转移酶升高，停药后可恢复正常。少数患者可出现周围神经刺激症状，四肢皮肤有针扎感，或有轻微的灼热感，加用维生素 B_1 和维生素 B_{12} 可减轻。滴注给药可引起局部刺激、脉管炎等。

8. 禁忌证

对氟喹诺酮类过敏者、18 岁以下青少年、妊娠期妇女、哺乳期妇女禁用。

9. 注意

（1）有胃溃疡史的患者、中枢神经系统疾患者以及有癫痫病史者慎用。严重肾功能不全患者慎用。

（2）口服宜空腹服用，同时饮水250mL，避免结晶尿发生。

10. 制剂

胶囊：每粒100mg。输液：每瓶200mg/100mL（尚有其他规格）。滴眼液：8mL（24mg）。软膏：1%。

11. 贮法

干燥处保存，避免阳光直射。

（三）氧氟沙星

1. 其他名称

氟嗪酸、TARMD。

2. ATC编码

J01MA01。

3. 性状

为黄色或灰黄色结晶性粉末；无臭，有苦味。微溶于水、乙醇、丙酮、甲醇，极易溶于冰醋酸中。

4. 药理学

为第三代喹诺酮类抗菌药，对葡萄球菌、链球菌（包括肠球菌）、肺炎链球菌、淋球菌、大肠杆菌、枸橼酸杆菌、志贺杆菌、肺炎克雷白杆菌、肠杆菌属、沙雷杆菌属、变形杆菌、流感嗜血杆菌、不动杆菌、螺旋杆菌等有较好的抗菌作用，对铜绿假单胞菌和沙眼衣原体也有一定的抗菌作用。尚有抗结核杆菌作用，可与异烟肼、利福平并用于治疗结核病。

口服吸收良好，口服100mg和200mg，血药达峰时间为0.7h，峰浓度分别为1.33μg/mL和2.64μg/mL。尿中48h可回收药物70%～87%。$t_{1/2}$为6.7～7.4h。

5. 适应证

主要用于上述革兰阴性菌所致的呼吸道、咽喉、扁桃体、泌尿道（包括前列腺）、皮肤及软组织、胆囊及胆管、中耳、鼻窦、泪囊、肠道等部位的急、慢性感染。

6. 用法和用量

口服：每日200～600mg，分2次服，根据病情适当调整剂量。抗结核用量为每日0.3g，顿服。控制伤寒反复感染：每日50mg，连用3～6个月。

滴注给药：每次200～400mg，每12小时1次，以适量输液稀释，滴注1h。

7. 不良反应

可致肾功能障碍（BUN 升高、血肌酐值升高）、肝酶升高、血细胞和血小板减少、胃肠功能障碍，也可见过敏反应和中枢症状（失眠、头晕等）。

8. 禁忌证

对本药或其他喹诺酮类药过敏者、妊娠期妇女、哺乳期妇女禁用。

9. 制剂

片剂：每片 100mg。注射液：每支 400mg/10mL（用前须稀释）。输液：每瓶 400mg/100mL（可直接输注）。

10. 贮法

遮光，密闭保存。

（四）左氧氟沙星

1. 其他名称

可乐必妥、利复星、来立信、左克。

2. ATC 编码

J01MA12。

3. 药理学

本品是氧氟沙星的左旋体，其体外抗菌活性是氧氟沙星的 2 倍。口服吸收迅速，1～2h 达血药峰浓度。单次用药剂量与其血药浓度和 AUC 均呈剂量相关性。等量本药口服或静脉滴注血浆浓度谱变化相似，因此，静脉给药和口服给药可相互转化。血清半衰期药 6h，主要以原形从尿中排出。口服 48h 内尿中排出约为给药量的 80%～90%。72h 内自粪便中累积排出量少于给药量的 4%。

4. 适应证

与氧氟沙星相同。

5. 用法和用量

口服，每次 100mg，每日 2 次，根据感染严重程度可增量，最多每次 200mg，每日 3 次。静脉滴注，一日 200～600mg，分 1～2 次静滴。

6. 制剂

片剂：每片 100mg、200mg、500mg。注射液：200mg（100mL）、300mg（100mL）、500mg（100mL）。

7. 贮法

遮光，密闭，在阴凉处保存。

（五）依诺沙星

1. 其他名称

氟啶酸、FLUMARK、GYRAMID。

2. ATC 编码

J01MA04。

3. 性状

为类白色或微黄色的结晶性粉末；无臭，味苦。易溶于冰醋酸或稀碱液，极微溶于甲醇、乙醇、丙酮或氯仿，不溶于水、苯或醋酸乙酯中。

4. 药理学

为第三代喹诺酮类药物。抗菌谱与氧氟沙星近似，对葡萄球菌、链球菌、志贺杆菌、克雷白杆菌、大肠杆菌、沙雷杆菌、变形杆菌、铜绿假单胞菌及其他假单胞菌、流感杆菌、不动杆菌、淋球菌、螺旋杆菌等有良好的抗菌作用。

口服 200～600mg，1～2h 血浆药物峰浓度可达 1～4μg/mL；在多数器官和组织中可达治疗浓度。本品主要由肾排泄，24h 内可排出口服剂量的 60%。$t_{1/2}$ 为 3.4～6.7h。

5. 适应证

用于敏感菌所致的咽喉、支气管、肺、尿路、前列腺、胆囊、肠道、中耳、鼻旁窦等部位感染，也可用于脓皮病及软组织感染。

6. 用法和用量

成人常用量一日 400～600mg（按无水物计量）。分 2 次给予。

7. 注意

本品严重抑制茶碱的正常代谢，联合应用须监测茶碱血浓度，其他参见氧氟沙星。

8. 制剂

片剂：每片 100mg（标示量以无水物计，相当于含水物 108.5mg）；200mg（相当于含水物 217mg）。

9. 贮法

遮光，密闭，在干燥处保存。

（六）环丙沙星

本品为合成的第三代喹诺酮类抗菌药物，其药用品有盐酸盐-水合物（供口服用）和乳酸盐（供注射用）。

1. 其他名称

环丙氟哌酸、悉复欢、CIPRO。

2. ATC 编码

J01MA02。

3. 药理学

抗菌谱与诺氟沙星相似，对肠杆菌、铜绿假单胞菌、流感嗜血杆菌、淋球菌、链球菌、军团菌、金黄色葡萄球菌、脆弱拟杆菌等的最低抑菌浓度为 0.008～2μg/mL，显著优于其他同类药物以及头孢菌素、氨基苷类等抗生素，对耐 β-内酰胺类或耐庆大霉素的病菌也常有效。

口服的生物利用度约为 52%（因有首过代谢），服药后 85min 血药浓度可达峰。静脉注射本品，$t_{1/2\alpha}$ 为 5～10 分钟，$t_{1/2\beta}$ 为 2.8～4.2h。本品易渗入许多组织，其组织浓度常高于血清浓度。

4. 适应证

适用于敏感菌所致的呼吸道、尿道、消化道、胆管、皮肤和软组织、盆腔、眼、耳、鼻、咽喉等部位的感染。

5. 用法和用量

口服：成人 1 次 250mg，1 日 2 次，重症者可加倍用量。但 1 日最高量不可超过 1500mg。肾功能不全者（肌酐消除率低于 30mL/min）应减少服量。

静脉滴注：1 次 100～200mg，1 日 2 次，预先用等渗氯化钠或葡萄糖注射液稀释，滴注时间不少于 30min。

6. 注意

（1）严重抑制茶碱的正常代谢，联合应用可引起茶碱的严重不良反应，应监测茶碱的血药浓度。对咖啡因、可能对华法林也有同样影响，应予注意。

（2）可与食物同服，但抗酸药抑制本品吸收，应避免同服。

（3）妊娠期妇女、哺乳期妇女和未成年者不宜用本品。

7. 制剂

片剂：每片（标示量按环丙沙星计算）为 250mg、500mg、750mg（含盐酸盐-水合物量分别为 291mg、582mg 和 873mg）。注射液：每支 100mg（50mL）、200mg（100mL）（含乳酸盐分别为 127.2mg 和 254.4mg）。

8. 贮法

遮光，密封保存。

（七）洛美沙星

1. 其他名称

倍诺、爱帮、洛美星。

2. ATC 编码

J01MA07。

3. 性状

本品盐酸盐为白色至灰黄色粉末，略溶于水，几乎不溶于乙醇，在水溶液中对热稳定，但遇光变色。

4. 药理学

本品的抗菌谱类似氧氟沙星，主要包括腐生葡萄球菌、枸橼酸杆菌、阴沟肠杆菌、大肠杆菌、流感嗜血杆菌、肺炎克雷白杆菌、卡他球菌、奇异变形杆菌以及铜绿假单胞菌（对后者仅尿道感染有效），尚对一些革兰阴性杆菌（包括沙雷菌、军团菌、吲哚阳性变形杆菌、亲水气杆菌、哈夫尼亚菌以及上述一些菌的同属菌）有体外抗菌作用。

空腹服本品，吸收率为 95%～98%，t_{max} 为 0.8～1.4h。$t_{1/2}$ 约为 8h。被吸收药物的 65% 呈原形由尿排泄。按每日 1 次 400mg 服用，第 7 天服药后 4h 尿药浓度可达 300μg/mL。尿液的 pH 值对本品的溶解度有影响（pH 值 5.2 为 7.8mg/mL；pH 值 6.5 为 2.4mg/mL；pH 值 8.12 为 3.03mg/mL）。肾清除率（健康者，以 GRF 为 120mL/min 计）为 145mL/min。食物可延退本品吸收并降低 AUC。老年人（61～76 岁）约为 8 小时，但血浆药物清除率降低药 25%，AUC 增加药 33%，主要由肾功能降低所致。

5. 适应证

应用于上述敏感菌所致的下呼吸道、尿道感染。本品对链球菌、肺炎链球菌、洋葱假单胞菌、支原体和厌氧菌均无效。

6. 用法和用量

口服：每日 1 次 400mg，疗程 10～14d。手术感染的预防，手术前 2～6h，1 次服 400mg。静脉滴注：每次 200mg，每日 2 次，或每次 400mg，每日 1 次。每 100mg 药物须用 5%葡萄糖液或 0.9%氯化钠液 60～100mL 稀释后缓慢滴注。

7. 不良反应

消化系统常见恶心、呕吐、腹泻，偶见消化道出血、肝功能异常及假膜性肠炎。光敏反应发生率较其他喹诺酮类药物高。

8. 禁忌证

对喹诺酮类过敏者、18 岁以下青少年、妊娠期妇女、哺乳期妇女禁用。

9. 注意

（1）肝、肾功能不全者，有癫痫病及脑动脉硬化者慎用。

（2）本品不宜用于治疗由肺炎链球菌引起的慢性支气管炎急性发作。

（3）用药期间和停药后数日，应避免过多暴露于阳光、紫外光照射下。一旦出现光敏反应，立即停药对症处理。

（4）用药时大量饮水避免发生结晶尿。

10. 药物相互作用

（1）与芬布芬联合应用可致中枢兴奋、癫痫发作。

（2）硫糖铝和制酸药可使本品吸收速率减慢 25%，AUC 降低药 30%，如在本品服用前 4 小时或服用后 2 小时服硫糖铝或制酸药则影响甚微。

（3）尿碱化剂可减低本品在尿中的溶解度，导致结晶尿和肾毒性。

（4）丙磺舒可延退本品的排泄，使平均 AUC 增大 63%，平均 t_{max} 延长 50%，平均 C_{max} 增高 4%。

（5）可加强口服抗凝血药如华法林等的作用，应监测凝血酶原时间及其他项目。

（6）与环孢素合用，可使环孢素血药浓度升高，应监测环孢素血药浓度，并调整剂量。

11. 制剂

薄膜衣片：每片 400mg。注射液（盐酸盐或天冬氨酸盐）：每支 100mg/2mL；每瓶 200mg/100mL、400mg/250mL。

12. 贮法

遮光，密封保存。

（八）培氟沙星

1. 其他名称

氟哌沙星、甲氟哌酸、甲磺酸培氟沙星。

2. ATC 编码

J01MA03。

3. 性状

为白色或微黄色结晶性粉末；无臭，味苦；遇光色渐变深。本品微溶于水，甲磺酸盐则极易溶于水，在氯仿、乙醇中几乎不溶。

4. 药理学

为第二代喹诺酮类抗菌药，抗菌谱较广，对大肠杆菌、克雷伯菌属、变形杆菌属、志贺菌属、沙门菌属以及流感杆菌、奈瑟菌属、金黄色葡萄球菌具有良好的抗菌活性，对铜绿假单胞菌具有一定抗菌作用。

口服吸收迅速完全，一次口服 400mg 后，血药峰浓度可达 5～6μg /mL，$t_{1/2}$ 为 10～13h，血浆蛋白结合率 20%～30%。体内分布广泛，可通过脑膜进入脑脊液。本品主要在肝脏代谢，其原形和代谢物经肾和肝排泄。

5. 适应证

用于治疗革兰阴性菌和金黄色葡萄球菌引起的中度或重度感染。如，泌尿系统、呼吸道、耳鼻喉、生殖系统、腹部和肝、胆系统感染，脑膜炎、骨和关节感染，败血症和心内膜炎。

6. 用法和用量

口服：成人每日 400～800mg，分 2 次给予。静脉滴注：1 次 400mg，加入 5%葡萄糖注射液 250mL 中，缓慢滴入，滴注时间不少于 60min，每 12 小时一次。

7. 禁忌证

对喹诺酮类过敏者、6-磷酸葡萄糖脱氢酶缺乏者、18 岁以下患者、妊娠期妇女、哺乳期妇女禁用。

8. 注意

（1）偶见注射局部刺激症状。

（2）稀释液不能用生理盐水或其他含氯离子的溶液。

9. 制剂

片剂：每片 200mg。注射液（甲磺酸盐）：每支 400mg（5mL）。

10. 贮法

遮光，密封保存。

第三节 抗寄生虫病药

一、抗阿米巴病药

（一）双碘喹啉

1. 其他名称

双碘方、双碘喹、双碘羟喹、Diodoquin、Iodoquinol。

2. 药理学

本药具有广谱抗微生物作用，其疗效可能与抑制肠内共生性细菌的间接作用有关。因阿米巴的生长繁殖得益于与肠内细菌共生，而本药抑制了肠内共生细菌，从而使肠内阿米巴的生长繁殖出现障碍。本药只对阿米巴滋养体有作用，对包囊无杀灭作用。

口服仅小部分经肠黏膜吸收，绝大部分直接由粪便排出，在肠腔内可达到较高浓度，而且对感染部位产生较强的抗阿米巴作用。但在组织器官中分布较少，进入血液中的药物大部分以原形经尿排泄，小部分分解释放出碘。

3. 适应证

用于治疗轻型或无明显症状的阿米巴痢疾。与依米丁、甲硝唑合用，治疗急性阿米巴痢疾及较顽固病例。对肠外阿米巴如肝脓肿无效。

4. 用法和用量

成人常规剂量：口服给药一次 400～600mg，一日 3 次，连服 14～21d。儿童常规剂量：口服给药一次 5～10mg/kg，用法同成人。重复治疗须间隔 15～20d。

5. 不良反应

本药在治疗剂量上是较安全的。主要的不良反应为腹泻，但不常见，一般在治疗第 2、3 日开始，无须停药，数日后即可自行消失。还可出现恶心、呕吐。大剂量可致肝功能减退。可见瘙痒、皮疹、甲状腺肿大（与药物中含碘有关）；也可见发热、寒战、头痛和眩晕。

6. 禁忌证

对碘过敏者、甲状腺肿大患者和严重肝、肾疾病患者禁用。

7. 注意

肝、肾功能不全者慎用；药物对妊娠和哺乳的影响尚不明确，故妊娠及哺乳期妇女应慎用。治疗期间可使蛋白结合碘的水平增高，故能干扰某些甲状腺功能试验。

8. 制剂

双碘喹啉片：每片 200mg。

（二）依米丁

1. 其他名称

吐根碱。

2. 性状

常用其盐酸盐，为白色或类白色的结晶性粉末，易溶于水和氯仿，溶解于乙醇

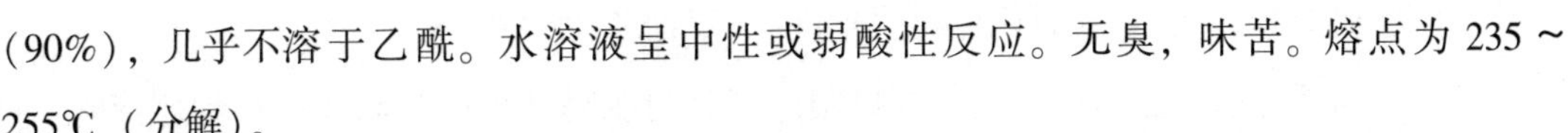

(90%)，几乎不溶于乙醚。水溶液呈中性或弱酸性反应。无臭，味苦。熔点为 235～255℃（分解）。

3. 药理学

本品能干扰溶组织阿米巴滋养体的分裂与繁殖，故能将其杀灭。但治疗浓度对包囊无杀灭作用，故不能消除其传播感染能力。

本品口服后常引起恶心、呕吐，故一般采用深部皮下注射，吸收良好，大部分集中于肝脏，肺、肾、脾及肠壁、脑等分布较少。主要由肾脏排出，通常注射后 20～40min 即可出现于尿中。在体内有蓄积性，曾治疗完毕后 40～60d 尿中仍有微量排出。本品在肝脏中的浓度远远超过肠壁中的浓度，可能是对阿米巴肝炎或肝脓肿疗效高于阿米巴痢疾的原因。

4. 适应证

适用于急性阿米巴痢疾亟须控制症状者。肠外阿米巴病因其毒性大已少用。由于消除急性症状效力较好而根治作用低，故不适用于症状轻微的慢性阿米巴痢疾及无症状的带包囊者。此外本品还可用于蝎子蜇伤。

5. 用法和用量

（1）治阿米巴痢疾

体重 60kg 以下按每日 1mg/kg 计（60kg 以上者，剂量仍按 60kg 计），每日 1 次或分 2 次做深部皮下注射，连用 6～10d 为 1 疗程。如未愈，30d 后再用第 2 疗程。

（2）治蝎子蜇伤

以本品 3%～6%注射液少许注入蜇孔内即可。

6. 不良反应

用药后期多出现不良反应，常见的有恶心、呕吐、腹痛、腹泻、肌无力等，偶见周围神经炎（注射前静脉注射 10%葡萄糖酸钙 10mL 可减轻不良反应）。对心肌损害可表现为血压下降、心前区痛、脉细弱、心律失常、心力衰竭等，如有心电图变化，应立即停药，否则易致急性心肌炎而引起死亡。

7. 禁忌证

重症心脏病、高度贫血、肝肾功能明显减退者，即将手术的患者、老弱患者、妊娠期妇女与婴幼儿均禁用。

8. 注意

（1）本品排泄缓慢，易蓄积中毒，不宜长期连续使用。对人的致死量为 10～20mg/kg。

（2）使用本品期间禁酒及刺激性食品。

（3）注射前、后 2h 必须卧床休息，检查心脏与血压有无改变。

（4）本品不可由静脉给药，也不能口服或做肌内注射（可引起肌肉疼痛和坏死）。注射部位可出现蜂窝织炎。

9. 制剂

注射液：每支 30mg（1mL）、60mg（1mL）。

二、抗滴虫病药

（一）甲硝唑

1. 其他名称

甲硝基羟乙唑、灭滴灵、灭滴唑、FLAGYL。

2. 性状

为白色或微黄色结晶或结晶性粉末；有微臭，味苦而略咸。在乙醇中略溶，在水和氯仿中微溶，在乙醚中极微溶解。熔点为 159～163℃。

3. 药理学

本品及硝咪唑类的替硝唑和奥硝唑有强大的杀灭滴虫作用和抗厌氧菌作用，为治疗阴道滴虫病的首选药物，此外对肠道及组织内阿米巴原虫也有杀灭作用。其优点是毒性小、疗效高、口服方便、适应范围广。

本品口服吸收良好，生物利用度可达 90%～100%，t_{max} 为 1～2h，V_d 为 0.6～0.7L/kg，血浆蛋白结合率约为 10%～20%。有效血药浓度可维持 12h，药物可以原形由尿排出，亦由阴道分泌液、乳汁、唾液中排出。$t_{1/2}$ 为 8～14h。

4. 适应证

用于治疗厌氧杆菌引起的产后盆腔炎、败血症、牙周炎等。还可用于治疗贾第鞭毛虫病、酒糟鼻。用于阑尾、结肠手术、妇产科手术，可降低或避免手术感染。也可用于治疗阿米巴痢疾和阿米巴肝脓肿，疗效与依米丁相仿。

5. 用法和用量

（1）治滴虫病

成人 1 日 3 次，每次服 200mg，另每晚以 200mg 栓剂放入阴道内，连用 7～10d。为保证疗效，须男女同治。

（2）治阿米巴病

成人 1 日 3 次，每次 400～800mg（大剂量宜慎用），5～7d 为 1 疗程。

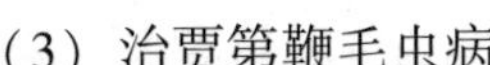

（3）治贾第鞭毛虫病

常用量每次 400mg，1 日 3 次口服，疗程 5～7d。

（4）治疗由厌氧菌引起的产后盆腔感染、败血症、骨髓炎等

一般口服 200～400mg，1 日 600～1200mg。也可静脉滴注。

（5）治酒糟鼻

口服 200mg，1 日 2～3 次。配合 2%甲硝唑霜外搽，1 日 3 次。1 疗程 3 周。

6. 不良反应

可有食欲不振、恶心、呕吐等反应，少数有腹泻，此外可偶见头痛、失眠、皮疹、白细胞减少等。少数病例有膀胱炎、排尿困难、肢体麻木及感觉异常，停药后可迅速恢复。

7. 禁忌证

哺乳期妇女及妊娠 3 个月以内的妇女、中枢神经疾病和血液病患者禁用。

8. 注意

（1）出现运动失调及其他中枢神经症状时应停药。

（2）服药期间应每日更换内裤，注意洗涤用具的消毒，防止重复感染。

（3）对某些细菌有诱变性，但一般认为对人的致癌、致畸的危险很小。

9. 制剂

片剂：每片 200mg。阴道泡腾片：每片 200mg。栓剂：每个 0.5g、1g。注射液：50mg（10mL）、100mg（20mL）、500mg（100mL）、1.25g（250mL）、500mg（250mL）。甲硝唑葡萄糖注射液：甲硝唑 0.5g+葡萄糖 12.5g（250mL）。

（二）塞克硝唑

1. 其他名称

沙巴克、信爽、西尼迪、赛他乐、明捷、优克欣、可尼。

2. 药理学

本品化学结构与甲硝唑相似，体外试验显示其抗脆弱类杆菌、阴道滴虫的活性亦与甲硝唑基本相同，平均 MIC 值分别为 0.48mg/L 和 0.70mg/L。本品抗阿米巴的 IC_{50} 为 0.013mg/L，抑制贾第鞭毛虫的 IC_{50} 为 0.15mg/L，均比甲硝唑低 10 倍。

本品口服吸收好，生物利用度接近 100%。健康志愿者口服本品单剂 2g 后，C_{max} 为 36～46mg/L，t_{max} 为 1.5～3h；服药后 24h 血药浓度为 17.8～20.8mg/L，48h 为 8.7～9.4mg/L，72h 为 3.9～4.8mg/L。表观分布容积为 49.2L，在牙龈组织中浓度高，1h 和 72h 浓度分别为同期血药浓度的 72%和 91%。本品可以穿透胎盘，亦可经乳汁分泌。血浆蛋白结合率

为 15%。塞克硝唑主要在肝内经氧化代谢，代谢产物没有抗微生物活性。10%～50%的药物以原形和代谢产物经肾清除，总体清除率为 1.7L/h。$t_{1/2}$ 较甲硝唑长，男性为 17～29h，女性为 14h。虽然女性 $t_{1/2}$ 短于男性，但临床应用时无须调整剂量。

3. 适应证

由阴道毛滴虫引起的尿道炎和阴道炎、肠阿米巴病、肝阿米巴病和贾第鞭毛虫病。

4. 用法和用量

用法：餐前口服。

（1）由阴道毛滴虫引起的尿道炎和阴道炎

成人，2g，单次服用。配偶应同时服用。

（2）肠阿米巴病：有症状的急性阿米巴病

成人，2g，单次服用；儿童，30mg/kg，单次服用。无症状的急性阿米巴病：成人，一次 2g（一日 1 次，连服 3d）；12 岁以上儿童：一次 30mg/kg，一日 1 次，连服 3d。

（3）肝阿米巴病

成人：一日 1.5g，一次或分次口服，连服 5d；12 岁以上儿童：一次 30mg/kg，一次或分次口服，连服 5d。

（4）贾第鞭毛虫病

成人，2g，单次服用；12 岁以上儿童 30mg/kg，单次服用。

5. 不良反应

消化系统：恶心、呕吐、厌食、舌炎、上腹痛和口腔金属味或苦味，发生率为 2%～29%，多为轻度，无须停药。血液系统：偶有嗜酸性粒细胞计数增多、白细胞减低的报道，但尚无粒细胞缺乏的报道。中枢神经系统：头疼、头晕和眩晕等，发生率为 2%～12%。罕有感觉异常或共济失调的报道。泌尿生殖系统：尿素氮增高。皮肤软组织：红斑、瘙痒、眼睑水肿等，偶见荨麻疹。

6. 禁忌证

妊娠前 3 个月以内妇女及哺乳期妇女禁用。

7. 注意

（1）因本品与甲硝唑、奥硝唑等存在交叉过敏的可能，对其他硝基咪唑类抗菌药物有严重过敏史须慎用本品。

（2）原有中枢神经系统异常者慎用。

（3）肝、肾功能减退者可能需要调整剂量，但目前缺乏相应的药代动力学研究。

（4）本品类似甲硝唑，可能会引起血液系统异常，所以，血液系统疾病恶病质患者

慎用。

（5）服药期间应每日更换内裤，注意洗涤用具的消毒，防止重复感染。

8. 药物相互作用

（1）本品可抑制华法林的代谢，增强其抗凝血作用，合用时应检测凝血酶原时间。

（2）与双硫仑同时应用，有引发妄想和迷乱的可能，应避免。

（3）用药期间饮含酒精的饮料，可能会引起双硫仑样反应，因此，服药 24h 内须避免饮酒。

9. 制剂

片剂、分散片或胶囊剂，每粒 0.25g 或 0.5g。

三、抗血吸虫病药

（一）吡喹酮

1. 其他名称

环吡异喹酮。

2. 性状

为白色或类白色结晶性粉末；味苦。在氯仿中易溶，在乙醇中溶解，在乙醚或水中不溶。熔点为 136～141℃。

3. 药理学

本品为一种广谱抗寄生虫药，是治疗血吸虫病的首选药物。动物实验证明，对日本血吸虫病以及绦虫病、华支睾吸虫病，肺吸虫病等均有效。低浓度的吡哇酮（5ng/mL）可刺激血吸虫使其活动加强，较高浓度（1μg/mL）时虫体即挛缩。本品对虫的糖代谢有明显的抑制作用，影响虫对葡萄糖的摄入，促进虫体内糖原的分解，使糖原明显减少或消失。此外，吡喹酮对虫体皮层有迅速而明显的损害作用，引起合胞体外皮肿胀，出现空泡，形成大疱，突触体表，最终表皮糜烂溃破，分泌体消失，环肌与纵肌亦迅速先后溶解，影响虫体的吸收与排泄功能。更重要的是其体表抗原暴露，从而容易遭受宿主的免疫攻击，大量嗜酸性粒细胞附着皮损处并侵入，促使虫体死亡。

口服后药 80% 自消化道迅速吸收，t_{max} 为 0.5～1h。吡喹酮首过效应明显，形成多种无活性的羟基代谢物，仅极少量未代谢的原药进入体循环，故其生物利用度较低。体内分布以肝、肾、脂肪组织含量最高，门静脉血中药物浓度较周围静脉血药浓度高 10 倍以上。脑脊液中浓度为血药浓度的 15%～20%。乳汁中药物浓度约为血药浓度的 25%。$t_{1/2}$ 约为

1～1.5h。主要由肾脏以代谢物形式排出，72%于24h内排出，80%于4d内排出。

4. 适应证

主要用于治疗血吸虫病。其特点为：剂量小（约为现用一般药物剂量的1/10），疗程短（从现用药物的20d或10d缩短为1～2d），不良反应轻，有较高的近期疗效。血吸虫病患者经本品治疗后半年粪检虫卵转阴率为97.7%～99.4%。由于本品对尾蚴、毛蚴也有杀灭效力，故也用于预防血吸虫感染。也有以本品治疗脑囊虫病。

5. 用法和用量

口服，治疗血吸虫病，一次10mg/kg，一日3次，急性血吸虫病，连服4d，慢性血吸虫病，连服2d。皮肤涂擦0.1%浓度吡喹酮，12h内对血吸虫尾蚴有可靠的防护作用。治脑囊虫病，每日20mg/kg，体重>60kg者，以60kg计量，分3次服，9d为1疗程，总量180mg/kg，疗程间隔3～4个月。

6. 不良反应

（1）在服首剂1h后可出现头昏、头痛、乏力、腹痛、关节酸痛、腰酸、腹胀、恶心；腹泻、失眠、多汗、肌束震颤、期前收缩等，一般无须处理，于停药数小时至一二天内即消失。

（2）成年患者服药后大多心率减慢，儿童则多数心率增快。

（3）偶见心电图改变（房性或室性期前收缩、T波压低等），血清氨基转移酶升高，中毒性肝炎等。并可诱发精神失常及消化道出血；脑疝、过敏反应（皮疹、哮喘）等亦有所见。

7. 注意

严重心、肝、肾病患者及有精神病史者慎用。

8. 制剂

片剂：每片0.2g。缓释片：每片0.2g。

（二）硝硫氰胺

1. 其他名称

硝硫苯胺。

2. 性状

黄色结晶粉末，不溶于水，微溶于苯、氯仿。熔点为198～201℃。

3. 药理学

本品为近年合成的一种抗血吸虫病新药，对成虫有杀灭作用（可能由于虫体三羧循环代谢受到干扰，虫体缺乏能量供应，最后导致死亡），给药后第 2 日可见虫体全部“肝移”。对童虫的作用较对成虫为弱，较大剂量才能阻止其发育为成虫。

4. 适应证

用于各型血吸虫病。对急性血吸虫病患者，退热较快，有确实疗效。对慢性血吸虫病效果也好，6 个月后阴转率约为 35.4%～80%。对有并发症的患者也可应用。此外，对钩虫病、姜片虫病也有效。

5. 用法和用量

微粉胶囊：口服量 6～7mg/kg，总量不超过 350mg，分 3 次服，每日 1 次。固体分散片剂：总剂量 125～175mg，分 3 次服，3d 内服完。治钩虫病：125mg，每次服时间隔 2～4h，1d 内服完。

6. 不良反应

不良反应主要有腹胀、腹痛、食欲减退、恶心、呕吐、肝区压痛、头痛、头晕、失眠、多梦、神经衰弱综合征、肌无力、共济失调、自主神经功能紊乱等（停药后可恢复）。偶出现黄疸（可用一般利胆药及护肝药，多能较快恢复）。

7. 禁忌证

精神病患者绝对禁用，妊娠、哺乳期妇女禁用；有功能眩晕史者（如癔症、神经衰弱）列为相对禁忌。

8. 注意

肝炎患者，氨基转移酶升高，大便多次孵化阴性者不宜用。

9. 制剂

胶囊剂：每粒 25mg、50mg。片剂：每片 25mg。

四、驱蛔虫药及广谱驱虫药

（一）哌嗪

1. 其他名称

哌哔嗪、驱蛔灵。

2. 性状

枸橼酸哌嗪为白色结晶性粉末或半透明结晶性颗粒；无臭，味酸；微有引湿性。在水中易溶，在甲醇中极微溶解，在乙醇、氯仿、苯、乙醚或石油醚中不溶。磷酸哌嗪为白色鳞片状结晶或结晶性粉末；无臭，味微酸带涩。在沸水中溶解，在水中略溶，在乙醇、氯仿或乙醚中不溶。

3. 药理学

本品具有麻痹蛔虫肌肉的作用，其机制可能是哌嗪阻断了乙酰胆碱对蛔虫肌肉的兴奋作用，或改变虫体肌肉细胞膜对离子的通透性，影响自发冲动的传播，亦可抑制琥珀酸盐的产生，减少能量的供应，从而阻断神经肌肉冲动的传递，使蛔虫不能附着在宿主肠壁，随粪便排出体外。蛔虫在麻痹前不表现兴奋作用，故使用本品较安全。

口服后胃肠道吸收迅速，一部分在体内代谢，其余部分由尿排出。两种盐的体内过程相似，但排泄率个体差异较大。

4. 适应证

用于肠蛔虫病，蛔虫所致的不全性肠梗阻和胆道蛔虫病绞痛的缓解期。此外亦可用于驱蛲虫。

5. 用法和用量

（1）枸橼酸哌嗪

驱蛔虫，成人 3～3.5g，睡前一次服，连服 2d。小儿每日 100～160mg/kg，1d 量不得超过 3g。连服 2d。一般不必服泻药。驱蛲虫，成人每次 1～1.2g，1 日 2～2.5g，连服 7～10d；小儿 1 日 60mg/kg，分两次服，每日总量不超过 2g，连服 7～10d。

（2）磷酸哌嗪

驱蛔虫，1 日 2.5～3g，睡前 1 次服，连服 2d；小儿，80～130mg/kg，1 日量不超过 2.5g，连服 2d。驱蛲虫，1 次 0.8～1g，1 日 1.5～2g，连服 7～10d；小儿每日 50mg/kg，分 2 次服，1 日量不超过 2g，连服 7～10d。

6. 不良反应

本品毒性低，但用量大时亦可引起头晕、头痛、恶心、呕吐等，少数病例可出现荨麻疹、乏力、胃肠功能紊乱、共济失调等反应。便秘者可加服泻药。

7. 禁忌证

有肝、肾功能不全，神经系统疾患及癫痫史的患者禁用。

8. 制剂

枸橼酸哌嗪片：每片 0.25g、0.5g。枸橼酸哌嗪糖浆：每 100mL 含本品 16g。磷酸哌嗪片：每片 0.2g、0.5g。

（二）噻嘧啶

1. 其他名称

抗虫灵、ANTIMINTH。

2. 性状

双羟萘酸噻嘧啶，为淡黄色粉末；无臭，无味。在二甲替甲酰胺中略溶，在乙醇中极微溶解，在水中几乎不溶。熔点为262～266℃（分解）。

3. 药理学

本品是去极化神经肌肉阻滞剂，有明显的烟碱样活性，能使蛔虫产生痉挛；同时能持久抑制胆碱酯酶，对寄生虫的神经肌产生阻滞作用，其作用相当于1%乙酰胆碱。另外，本品可使虫体细胞去极化，增加峰电位频率，使虫体肌张力增加而不能自主活动。噻嘧啶作用迅速，先使虫体肌肉显著收缩，其后麻痹虫体使之止动，安全排出体外，不致引起胆道梗阻或肠梗阻。本品口服很少吸收，大约7%以原形或代谢物自尿中排出，一半以上的药物自粪便排泄。

口服吸收不好，大约 t_{max} 为1～3h，一次服用11mg/kg时，C_{max} 为0.05～0.13μg/mL。50%～75%以原形从粪便排出，约7%以原形从尿中排出。

由于口服后很少吸收，故全身毒性很低。对蛔虫、蛲虫或钩虫感染的疗效，比哌嗪、恩波吡维铵、苄酚宁等好，对鞭虫也有一定疗效，为一广谱高效驱肠虫药。对家畜多种胃肠虫线虫亦有效。

4. 适应证

用于驱蛔虫（虫卵阴转率80%～95%）、钩虫、蛲虫（虫卵阴转率达90%以上）或混合感染。

5. 用法和用量

（1）成人常用量

①蛔虫病：一次按体重10mg/kg（一般为500mg），顿服，疗程1～2d；②钩虫感染：剂量同上，连服3d；③蜂虫感染：一日按体重5～10mg/kg，连服7d。

（2）儿童常用量

①蛔虫病：一次按体重10mg/kg，睡前顿服，连服2d；②钩虫病：剂量同上，连服3d；③蛲虫病：一日按体重5～10mg/kg，睡前顿服，连服7d。

6. 不良反应

服后有轻度恶心、眩晕、腹痛，偶有呕吐、腹泻、畏寒等，一般无须处理。

7. 注意

急性肝炎或肾炎，严重心脏病、发热患者应暂缓给药。妊娠期妇女、冠心病及有严重溃疡病史者慎用。

8. 制剂

双羟萘酸噻嘧啶片：每片 0.3g（相当盐基 0.104g）。双羟萘酸噻嘧啶颗粒剂：每克含双羟萘酸噻嘧啶 0.15g。

抗蛲灵肛用软膏：为肛门内驱蛲虫剂。含双羟萘酸噻嘧啶 3%。用法：软膏管拧上塑料注入管，每晚睡前以温水洗净肛门周围，先挤出软膏少许涂于肛门周围，再轻插入肛内挤出软膏 1～1.5g 即可。连用药 7d 一般可愈。用药 2 周不愈者应换他药。

（三）左旋咪唑

1. 其他名称

左咪唑、Levasole。

2. 性状

常用其盐酸盐，为白色或类白色针状结晶或结晶性粉末；无臭，味苦。在水中极易溶解，在乙醇中易溶，在氯仿中微溶，在丙酮中极微溶解。在碱性溶液中易分解变质。熔点为 225～230℃。

3. 药理学

本品为四咪唑（驱虫净）的左旋体，是一种广谱驱肠虫药。实验证明本品可选择性地抑制虫体肌肉中的琥珀酸脱氢酶，使延胡索酸不能还原为琥珀酸，从而影响虫体肌肉的无氧代谢，减少能量的产生。虫体肌肉麻痹后，虫随粪便排出体外。其活性约为四咪唑（消旋体）的 1～2 倍，毒性及不良反应则较低。驱蛔作用较好，口服单剂量的抗蛔疗效可达 90%～100%。对钩、蛲虫也有明显作用。此外对丝虫成虫及微丝蚴也有一定的抗虫作用。本品还是一种免疫调节剂，可使细胞免疫力原来较低者得到恢复。

本品口服后迅速吸收，人口服单剂量 20mg/kg 后 30min，血药浓度可达峰值，半衰期约为 4h。本品主要在肝脏代谢，代谢产物可自尿、粪便及呼吸道迅速排除，乳汁中也可测得。

4. 适应证

主要用于驱蛔虫及钩虫。由于本品单剂量有效率较高，故适于集体治疗。可与噻嘧啶合用治疗严重钩虫感染；与噻苯唑或恩波吡维铵合用治疗肠线虫混合感染；与枸橼酸乙胺嗪先后序贯应用于抗丝虫感染。

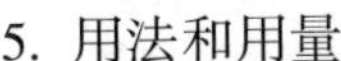

5. 用法和用量

(1) 驱蛔虫

口服：①成人剂量为 1.5～2.5mg/kg，空腹或睡前顿服；②小儿剂量为 2～3mg/kg。

(2) 驱钩虫

口服，1.5～2.5mg/kg，每晚一次，连服 3d。

(3) 治疗丝虫病

4～6mg/kg，分 3 次服，连服 3d。

6. 不良反应

可引起脑炎综合征，多为迟发反应。其他不良反应有头晕、恶心、呕吐、腹痛、疲乏、味觉障碍、神志不清等，多数在数小时后自行恢复。偶见流感样症状，如头痛、肌肉酸痛、血压降低、皮疹、光敏性皮炎、脉管炎、全身不适等。个别患者可有白细胞减少症、剥脱性皮炎及肝功能损伤。

7. 禁忌证

肝炎活动期禁用。

8. 注意

妊娠早期，肝功能异常及肾功能减退的患者慎用。

9. 制剂

片剂：每片 25mg、50mg。肠溶片：每片 25mg、50mg。颗粒剂：每 1g 含盐酸左旋咪唑 5mg。糖浆：0.8g（100mL）、4g（500mL）、16g（2000mL）。

搽剂：为左旋咪唑的 0.7%二甲亚砜溶液或其硼酸酒精溶液，用于治疗早期钩虫感染有较好疗效。用法：每日搽药 3 次，连用 2d。用药量根据皮炎范围大小而定，每次药 0.5～1mL。

第七章 医院药品调配

第一节 处方管理

一、处方

处方是指由注册的执业医师和执业助理医师（以下简称医师）在诊疗活动中为患者开具的，由取得药学专业技术职务任职资格的药学专业技术人员（以下简称药师）审核、调配、核对，并作为患者用药凭证的医疗文书。处方包括医疗机构病区用药医嘱单。

（一）处方的种类

1. 根据性质和作用分类

根据性质和作用可将处方分为以下三种类型：

（1）法定处方

指《中华人民共和国药典》国家食品药品监督管理总局颁布标准收载的处方。它具有法律的药束力，在医师开具法定制剂时，均须照此规定执行。

（2）医师处方

是医师为患者诊断、治疗和预防用药所开具的处方。

（3）协定处方

是医院药学部（科）根据医院经常性医疗需要，与临床医师共同协商制定的处方。该类处方适合大量配制和储备，便于控制药品的品种和数量，提高配方速度。

2. 根据处方的种类和颜色分类

根据《处方管理办法》中对处方的种类和颜色分为以下五种类型。

（1）普通处方

印刷用纸为白色。

 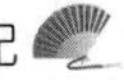

(2) 急诊处方

印刷用纸为淡黄色，右上角标注“急诊”。

(3) 儿科处方

印刷用纸为淡绿色，右上角标注“儿科”。

(4) 麻醉药品和第一类精神药品处方

印刷用纸为淡红色，右上角标注“麻、精一”。

(5) 第二类精神药品处方

印刷用纸为白色，右上角标注“精二”。

(二) 处方的结构

1. 前记

前记包括医疗机构名称、费别、患者姓名、性别、年龄、门诊或住院病历号、科别或病区和床位号、临床诊断、开具日期等。可添列特殊要求的项目。

麻醉药品和第一类精神药品处方包括患者的身份证明编号，代办人姓名、身份证明编号。

2. 正文

正文以 Rp 或 R（拉丁文 Recipe“请取”的缩写）标示，分列药品名称、剂型、规格、数量、用法用量。

3. 后记

后记为医师签名或者加盖专用签章，药品金额以及审核、调配、核对、发药药师签名或者加盖专用签章。

(三) 处方的意义

1. 法律意义

在医疗工作中，处方反映了医、药、护各方在药物治疗活动中的法律权利与义务，由于处方书写或调配错误而造成医疗事故时，开具处方医师或调配处方的药剂人员均应承担相应的法律责任。因此，要求医师和药师在处方上签字，以示负责。

2. 技术意义

技术意义是指开具或调配处方的人员都必须是经过医药院校系统专业学习，并经资格认定的医药卫生技术人员担任。医师对患者做出明确诊断后，在安全、合理、有效、经济的原则下，开具医师处方。药学技术人员按医师处方上写明的药品名称、剂型、规格、数量、用法及用量进行调配，并将药品发给患者，同时进行用药指导，体现出开具或调配处方的技术性。

3. 经济意义

经济意义是指处方是药品消耗及药品经济收入结账的凭据，是药剂科统计医疗药品消耗、预算采购药品的依据；也是患者在治疗疾病，包括门诊、急诊、住院全过程用药的真实凭证。

（四）处方格式

根据《处方管理办法》第五条，处方标准由国家卫生和计划生育委员会统一规定，处方格式由省、自治区、直辖市卫生行政部门统一制定，处方由医疗机构按照规定的标准和格式印制。

二、处方制度

（一）处方权的规定

经注册的执业医师和执业助理医师在执业地点取得相应的处方权。试用期人员开具处方，应当经所在医疗机构有处方权的执业医师审核并签名或加盖专用签章后方有效。进修医师由接收进修的医疗机构对其胜任本专业工作的实际情况进行认定后授予相应的处方权。执业医师经考核合格后取得麻醉药品和第一类精神药品的处方权，药师经考核合格后取得麻醉药品和第一类精神药品调剂资格。

（二）处方书写规定

1. 患者一般情况、临床诊断填写清晰、完整，并与病历记载相一致。每张处方限于一名患者用药。

2. 字迹清楚，不得涂改；如须修改，医师应当在修改处签名并注明修改日期。

3. 患者年龄应当填写实足年龄，新生儿、婴幼儿写日、月龄，必要时要注明体重。

4. 西药和中成药可以分别开具处方，也可以开具一张处方，中药饮片应当单独开具处方。开具西药、中成药处方，每一种药品应当另起一行，每张处方不得超过五种药品。

5. 中药饮片处方的书写，一般应当按照“君、臣、佐、使”的顺序排列；调剂、煎煮的特殊要求注明在药品右上方，并加括号，如布包、先煎、后下等；对饮片的产地、炮制有特殊要求的，应当在药品名称之前写明。

6. 药品用法用量应当按照药品说明书规定的常规用法用量使用，特殊情况需要超剂量使用时，应当注明原因并再次签名。

7. 除特殊情况外，应当注明临床诊断。开具处方后的空白处画一斜线以示处方完毕。

8. 处方医师的签名式样和专用签章应当与院内药学部门留样备查的式样相一致，不得任意改动，否则应当重新登记留样备案。

（三）药品名称、用法的规定

药品名称应当使用规范的中文名称书写，没有中文名称的可以使用规范的英文名称书写。医师开具处方应当使用经药品监督管理部门批准并公布的药品通用名称、新活性化合物的专利药品名称和复方制剂药品名称。医师开具院内制剂处方时应当使用经省级卫生行政部门审核、药品监督管理部门批准的名称。医师可以使用由国家卫生和计划生育委员会公布的药品习惯名称开具处方；医疗机构或者医师、药师不得自行编制药品缩写名称或者使用代号；书写药品名称、剂量、规格、用法用量要准确规范，药品用法可用规范的中文、英文、拉丁文或者缩写体书写，但不得使用“遵医嘱”“自用”等含糊不清字句。

（四）药品剂量与数量的规定

用阿拉伯数字书写。剂量应当使用法定剂量单位：重量以克（g）、毫克（mg）、微克（μg）、纳克（ng）为单位；容量以升（L）、毫升（mL）为单位；国际单位（IU）、单位（U）；中药饮片以克（g）为单位。

片剂、丸剂、胶囊剂、颗粒剂分别以片、丸、粒、袋为单位；溶液剂以支、瓶为单位；软膏及乳膏剂以支、盒为单位；注射剂以支、瓶为单位，应当注明含量；中药饮片以剂为单位。

（五）处方限量规定

处方开具当日有效。特殊情况下须延长有效期的，由开具处方的医师注明有效期限，但有效期最长不得超过 3 日。处方一般不得超过 7 日用量；急诊处方一般不得超过 3 日用量；对于某些慢性病、老年病或特殊情况，处方用量可适当延长，但医师应当注明理由。

（六）特殊管理药品用量规定

麻醉药品、精神药品、医疗用毒性药品的处方用量应当严格按照国家有关规定执行。

1. 门（急）诊患者麻醉药品、第一类精神药品注射剂每张处方为一次常用量；控缓释制剂每张处方不得超过 7 日常用量；其他剂型每张处方不得超过 3 日常用量。

2. 门（急）诊癌症疼痛患者和中、重度慢性疼痛患者麻醉药品、第一类精神药品注射剂每张处方不得超过 3 日常用量；控缓释制剂每张处方不得超过 15 日常用量；其他剂型每张处方不得超过 7 日常用量。

3. 第二类精神药品每张处方一般不得超过 7 日常用量；对于某些特殊情况的患者，处方用量可以适当延长，但医师应当注明理由。

4. 医疗单位供应和调配毒性药品，凭医师签名的正式处方。每张处方剂量不得超过 2 日极量。

（七）电子处方的管理

医师利用计算机开具、传递普通处方时，应当同时打印出纸质处方，其格式与手写处方一致；打印的纸质处方经签名或者加盖签章后有效。药师核发药品时，应当核对打印的纸质处方，无误后发给药品，并将打印的纸质处方与计算机传递处方同时收存备查。

（八）处方保存规定

处方由调剂处方药品的医疗机构妥善保存。普通处方、急诊处方、儿科处方保存期限为一年，医疗用毒性药品、第二类精神药品处方保存期限为两年，麻醉药品和第一类精神药品处方保存期限为三年。处方保存期满后，经医疗机构主要负责人批准、登记备案，方可销毁。

（九）处方点评制度

医疗机构应当建立处方点评制度，对处方实施动态监测及超常预警，登记并通报不合理处方，对不合理用药及时干预。

第二节　医院药品调剂工作内容

一、药品调剂的概念与内容

药品调剂是指配方发药，又称调配处方，是药剂科的主要工作之一。药品调剂是集专业性、技术性、管理性、法律性、事务性、经济性于一体的活动过程，需要药师、医师、护士、患者（或其家属）、会计等相互配合、共同完成。

医院药学部（科）的调剂工作大体上可分为门诊调剂（包括急诊调剂）、住院调剂和中药调剂三部分。调剂工作的内容主要包括以下七个方面：

（一）根据医师处方为患者提供合格药品，同时按处方要求向患者说明每一种药品的

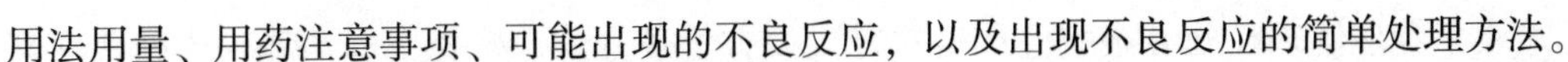

用法用量、用药注意事项、可能出现的不良反应，以及出现不良反应的简单处理方法。

（二）负责临床科室请领单的调配发放工作，监督并协助病区做好药品管理和合理使用工作。

（三）做好药品的请领、保管工作，在保障药品及时供应的同时，防止药品积压和浪费，并做好药品的分装工作，确保药品质量。

（四）加强与临床科室的联系，开展临床药学工作，通过定期提供药品供应信息或新药介绍等资料，为临床合理使用药品提供信息。

（五）为临床医务工作者和患者提供药物咨询服务，监督和指导药品的合理应用和正确使用，保证患者用药安全、有效。

（六）收集患者用药的不良反应资料，并填表上报，协助临床医师对新药进行观察分析和评价工作。

（七）肠外营养、抗菌及抗肿瘤药物等在内的静脉药物的配制。

二、处方调配的一般程序和工作要求

（一）处方调配的一般程序

调剂人员应当既准确又快速地配方，确保患者用药有效、安全、合理、经济。针对调剂业务工作量大、品种多、随机性强的特点，调剂人员应熟悉调剂工作流程，以提高工作效率。

调剂工作包括三个程序：处方调配程序、核查程序和发药程序。调配处方完成要与处方逐一核对，核对无误后签名或盖章；调配完成后由另一名药师核查，逐一检查药品外观有效期等，确认无误后签字；最后是发药程序，核对药品与处方的相符性，发现调配处方错误时，将处方和药品退回调配处方者，及时更正。发药时要同时进行用药指导，交代每种药品的用法和注意事项。

医疗机构门（急）诊药品调剂室应当实行大窗口或者柜台式发药。住院（病房）药品调剂室对注射剂按日剂量配发，对口服制剂药品实行单剂量调剂配发。肠外营养液、危害药品静脉用药应当实行集中调配供应。

（二）处方调剂工作的具体要求

药品是用来诊断、治疗和预防疾病的特殊商品，有时小剂量即可引起较大的生理病理反应，所以，准确调配处方是实现患者安全有效使用药品的关键，一旦调配时发生差错事故，轻者延误患者的治疗，重者给患者带来生理和心理的创伤，甚至造成死亡。因此，处方调剂质量管理体现在处方调配应严格执行《处方管理办法》和医疗保险制度中的各项规定，在日常调配中预防差错的发生，提高药疗的安全性。处方调剂规定有：

第一，取得药学专业技术职务任职资格的人员方可从事处方调剂工作。

第二，药师在执业的医疗机构取得处方调剂资格。药师签名或者专用签章式样应当在本机构留样备查。

第三，具有药师以上专业技术职务任职资格的人员负责处方审核、评估、核对、发药以及安全用药指导；药士从事处方调配工作。

第四，药师应当凭医师处方调剂处方药品，非经医师处方不得调剂。对于不规范处方或者不能判定其合法性的处方，不得调剂。

第五，药师应当按照操作规程调剂处方药品，认真审核处方，准确调配药品，正确书写药袋或粘贴标签，注明患者姓名和药品名称、用法用量；向患者交付药品时，按照药品说明书或者处方用法，进行用药交代与指导，包括每种药品的用法用量、注意事项等。

第六，药师应当认真逐项检查处方前记、正文和后记书写是否清晰、完整，并确认处方的合法性，并应对处方用药适宜性进行审核。审核内容包括：规定必须做皮试的药品，处方医师是否注明过敏试验及结果的判定；处方用药与临床诊断的相符性；剂量、用法的正确性；选用剂型与给药途径的合理性；是否有重复给药现象；是否有潜在临床意义的药物相互作用和配伍禁忌；其他用药不适宜情况。

第七，药师经处方审核后，认为存在用药不适宜时，应当告知处方医师，请其确认或者重新开具处方。发现严重不合理用药或者用药错误，应当拒绝调剂，及时告知处方医师，并记录，按照有关规定报告。

第八，处方调配“四查十对”规定：查处方，对科别、姓名、年龄；查药品，对药名、剂型、规格、数量；查配伍禁忌，对药品性状、用法用量；查用药合理性，对临床诊断。

第九，药师应当对麻醉药品和第一类精神药品处方，按年月日逐日编制顺序号。在完成处方调剂后，应当在处方上签名或者加盖专用签章。

（三）处方调剂差错预防

1. 差错类型

（1）审方错误

医师不了解药品品名、剂量、用法、规格、配伍变化而书写错误的处方，或者因为匆忙开具处方而书写错误，且调配及发药者未能审核出错误处方，依照错误处方调配药品给患者使用。

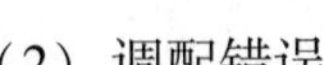

（2）调配错误

处方没有错误，但调配人员调配了错误的药品。包括：①将 A 药发成了 B 药；②规格错误；③剂量错误；④剂型错误。

（3）标示错误

调配人员在药袋、瓶签等容器上标示患者姓名、药品名称、用法用量时发生错误，或张冠李戴，致使患者错拿他人的药品。

（4）其他

如配发变质失效的药品；或特殊管理药品未按国家有关规定执行，造成流失者；或擅自脱岗，延误急重患者的抢救等行为。

2. 发生差错的原因及预防措施

（1）工作责任心不强

工作粗心，过于自信，责任意识不强。调剂人员应树立“预防为主”“质量第一”“安全第一”“全心全意为患者服务”的思想，人人参与药品质量管理，增强责任心。

（2）规章制度落实不严

调配人员没有严格按处方调配规程操作，核对不认真，调配程序混乱，分工不明确。因此，调剂室应制定和完善各项规章制度，做到每项工作都有严格的操作规范。目前，医院药学部（科）已建立完善的岗位操作规程、岗位职责、配方窗口工作制度等，其目的就是通过规范操作行为，将差错的发生率降到最低。

（3）专业知识欠缺

药学专业知识不扎实，不熟悉本职业务。调剂人员应熟练掌握常用药品的药理作用、适应证、理化性质、用法用量、相互作用、配伍禁忌、不良反应及注意事项，以便能协助医师选药和合理用药，正确指导用药。同时，应根据临床药物应用情况，不断更新知识，适应工作需要。药学部（科）应对调剂人员提出继续再教育的要求，定期考核，促进调剂人员整体素质的提高，减少差错事故的发生，更好胜任本职工作。

（4）药品摆放不合理

不按药品分类要求摆放药品，陈列不定位，药品摆放混乱等容易导致调配错误。因此，调剂室应合理布局药架及科学合理地摆放药品，将包装外观相似或药名相似的药品分开摆放，剂型或规格容易混淆的也要分开摆放，合格药品与不合格药品分开存放，对高危药品、易混淆药品、不合格药品进行标识，从而提高调配速度，降低调配差错率。

（5）调配环境

调剂室内光线暗，候药患者拥挤、嘈杂等也易引起差错。因此，要保证调剂室内光线充足，并合理配备调剂人员，减少患者候药时间，调剂间与发药间相对隔开，避免外界嘈杂的声音对药品调剂工作造成干扰。

3. 差错的处理

（1）建立本单位的差错处理预案。

（2）当患者或护士反映药品差错时，立即核对相关的处方和药品；如果是发错药品或错发了患者，药师立即按照本单位的差错处理预案迅速处理并上报部门负责人，以便及时妥善处理，避免对患者造成进一步的伤害。任何隐瞒、个人私下与患者达成协议的做法都是错误的。

（3）根据差错后果的严重程度，分别采取救助措施，如请相关医师帮助救治、到病房或患者家中更换、致歉、随访，并取得谅解。

（4）若遇到患者自己用药不当请求帮助，应积极提供救助指导，并提供用药教育。

（5）认真总结经验教训：平时发现有调配缺陷就应该及时分析，不轻易放过。一旦发生差错，必须认真、及时总结经验，吸取教训。应按岗位责任，层层把关，堵塞漏洞。认真吸取差错教训，做到：差错原因未找准不放过；责任者未接受教训不放过；防止措施未定好不放过。

（四）调剂工作质量评估

对调剂工作质量进行评估，可以反映调剂工作质量的优劣。其评估的指标主要有以下六个方面：

1. 配方差错率

配方差错是指配错药品品种、数量、剂型、用法、用量等，且患者已经服用。配方差错率是配错药品的次数占配发处方总数的比率。差错事故直接影响到调剂质量，应采取措施避免差错事故的发生。为方便查找原因，总结经验，采取防范措施，调剂科（室）应设立配方差错登记本。

2. 不合格处方漏检率

不合格处方是指医师处方书写不符合《处方管理办法》的规定，书写错误、用法用量错误或能产生不良配伍的处方。不合格处方漏检率是指调剂人员在调配处方、审方时应该检出而未检出的不合格处方数占配方总数的比率。通常在每月或每季质量检查时为方便操作可随机抽取 100 张处方来检测其中的不合格处方数。该指标可以反映出调剂人员在调配处方时是否认真审核处方。

3. 发出不合格药品数

不合格药品是指发出的药品中有过期失效、含量不准、发霉、变质、药品标签严重污染等。在平时的调剂工作中若有患者来院反映，应及时登记，定期进行检查，如实填写

“不合格药品登记表”。

4. 配方复核率

配方复核率是指配发出药品的处方，经过复核的处方数占配方总数的百分比。配方复核是防止差错事故的重要措施。

5. 药品损耗率

药品损耗率是指因调剂室保管不当造成药品的过期失效、破损和流失等，可用损耗药品金额数占药品总金额数的比率来衡量。

6. 调剂人文服务质量评估

药师调剂工作是直接面对患者和临床医务人员的技术服务工作，调剂人文服务质量评估方法可以根据客户（患者及其家属、医生、护士）满意度调查进行。根据自身特点以及需要测量服务质量的侧重点，设计不同的满意度调查内容。调查内容可以涵盖药师的服务态度、语言举止以及仪表仪态等方面，也可以包括患者对调剂流程的满意度，如取药等候时间、等候环境、外部标识、服务设施、药师咨询、药师效率等方面内容。

三、用药咨询

用药咨询是指由药师对患者进行合理用药指导和宣传，针对患者的具体用药进行个体化的用药指导。咨询的主要内容有药品的适应证、用法用量、不良反应、配伍禁忌、贮存方法、药价及是否录入社会医疗保险报销目录等信息。药师利用自己掌握的专业知识直接为患者指导用药，可以最大限度地提高患者的药物治疗效果，提高用药的依从性、有效性和安全性。用药咨询要做好用药咨询记录。

第三节　调剂室工作制度

为确保调剂工作的准确、快速、有序进行和调剂室药品的科学管理，调剂室应建立一系列的工作制度，如岗位责任制度、查对制度、领发药制度、特殊药品管理制度、效期药品管理制度、差错登记制度、药品不良反应报告制度、药品报销制度、药品分装管理制度、交接班等制度来创造一个有序的工作环境，提高药品调剂质量，保证患者用药安全有效。调剂室工作制度主要内容分述如下。

一、岗位责任制度

从收处方到药品的发放，这一过程在药房内是需要经过多个环节的，每个岗位必须按其操作规程进行有序的工作。药房的审查处方、划价、调配、核对、发药及药品分装、补充药品、处方统计与登记、处方保管等工作岗位，无论哪个岗位都应有明确的职责范围，具体的内容、要求和标准。药房工作人员岗位责任制的内容要求具体化、数据化，这样便于对岗位工作人员的考核审查。

药房工作人员除确保药品质量和发给患者药品准确无误外，还应明确药房工作环境的卫生责任，并应经常接受对患者热情服务的教育。

二、特殊药品管理制度

调剂室领用的特殊药品（如麻醉药品、精神药品、医疗用毒性药品），应严格按特殊药品管理办法及相关管理法规要求执行。切实规定和落实特殊药品在调剂室的使用、调配、保管，必须严格执行有关管理办法。经考核合格后取得麻醉药品和第一类精神药品处方权的医师必须签名留样。经考核合格的药师取得麻醉药品和第一类精神药品调剂资格。

有麻醉药品处方权的医师应当按照国家卫生和计划生育委员会制定的麻醉药品和精神药品临床应用指导原则，开具麻醉药品、精神药品处方。医疗用毒性药品的处方用量严格按照国家有关规定执行。麻醉药品实行专人保管、专柜加锁、专账登记、专册记录（使用情况）、专用处方“五专”管理。放置麻醉药品的药房和药柜必须安全牢固。精神药品、麻醉药品、毒性药品等特殊药品必须专账、专册登记，处方用后另行保管。精神药品、麻醉药品、毒性药品等特殊药品报损须向食品药监部门申请，获批准后，在该部门人员监督下方可销毁。

三、效期药品管理制度

调剂室对效期药品的使用应注意按批号摆放，做到先产先用，近期先用。应明确规定实行专人定期检查，并做好近效期药品登记表；发现临近失效期且用量较少的药品，应及时上报，以便各药房之间调配使用。调剂室对距失效期一定时间的药品不得领用；发给患者的效期药品，必须计算在药品用完前有一个月的时间；效期药品的管理制度主要是保证药品质量，避免管理失误造成医疗纠纷和经济损失。

四、差错登记制度

差错登记一方面是对医师处方差错进行登记，另一方面是对药品调剂人员调配和发药的差错登记。应对差错出现的原因、性质和后果进行定期分析，以利于提高医师和药师水平。一般与经济利益结合的差错登记制度有利于提高医药人员的责任心。

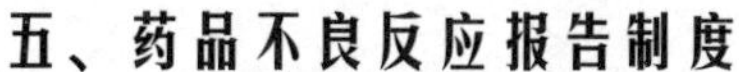

五、药品不良反应报告制度

药品不良反应（Adverse Drug Reaction，ADR）是指药品在正常用法用量下出现的与用药目的无关的或意外的有害反应。按照国家《药品不良反应监督管理办法（试行）》规定，医院设立 ADR 监测领导小组，各临床科室有指定的医师或护师担任科 ADR 监察员。报告范围：上市五年以内的药品，报告该药品引起的所有可疑不良反应；上市五年以上的药品，主要报告该药品引起的严重的、罕见的、前所未有的、群体的不良反应。

调剂室处于用药的第一线，门诊、急诊患者的用药效果都会直接或间接地反馈给药品调剂人员，调剂人员应将收集的药品不良反应信息及时上报医院 ADR 监测小组。

药学部（科）具体承担对临床和门诊调剂室上报的 ADR 报告表的收集整理、分析鉴别，向临床医师提供 ADR 的处理建议、负责汇总本院 ADR 资料并上报，以及转发上级 ADR 监测机构下发的 ADR 信息材料。

第四节　医院药品调剂工作的实施

药品调剂是医院药剂科的主要工作之一，它是指药师在药房依据医师处方，将药品准备好并发给患者使用的全过程。一般分设门诊药品调剂、住院药品调剂、中药调剂等部分，三级医院通常还设置儿科药品调剂、传染病科药品调剂等专科调剂部门。

一、西药调剂工作

医院西药调剂室又称西药房，是调配西药处方的场所，一般分为门诊调剂室、住院调剂室两部分。虽然服务对象均为患者，但调配业务则有一定的差异。门诊调剂室主要任务是调配医院门诊西药处方，住院调剂室则调配病区处方及医嘱。

（一）西药调剂室的内部布局及设施

依据药品贮存与保管要求，西药调剂室应设有药品储藏室、分装室、调配发药室、资料室；若实行中心摆药，还应设立摆药室、摆药核对室等。各室应按流程毗邻相连，室内整体布局应以移动距离最短和操作流程顺序为原则，减轻劳动强度，方便取药，提高效率和便于管理。

1. 药品储藏室

药品储藏室主要供贮存整件药箱，应按类别摆放。此处需要通风干燥，相对阴凉。

2. 药品分装室

药品分装室为保证药品分装质量，应有空气过滤装置，并安装紫外光灯，以利空气过滤除菌。

3. 调配发药室

调配发药室供药剂人员处方审查、调配、发药用。应配备药柜、药架、调剂台、发药柜台、冰箱等方便药品陈列和调剂人员审查、调配、发药用。调配发药室应宽敞明亮，室温应保持 18～26℃，相对湿度 45%～75%。

4. 资料室

资料室供临床医护人员及患者咨询查阅文献资料。室内应设置资料柜，放置各种药品信息资料及专业工具书籍，并配备电脑，安装药品配伍咨询软件及药品管理系统软件。

5. 摆药室

摆药室供专职摆药护士或药学人员摆药用。应配备药柜供存放片剂、胶囊剂和针剂，配置特制的摆药台使之方便摆药。摆药室应符合洁净度的要求。

6. 摆药核对室

供病区护士将摆好的药盘取出，核对已摆好的药品。室内应设置高度适宜的工作台和桌椅等。

有些医院采取将摆药室和摆药核对室之间以壁橱相连、两面相通，大壁橱依据病区数隔成若干个小隔层，两面开门，门的一侧通向摆药室，另一侧通向摆药核对室，小门用锁锁上，室间大小以能摆放病区的药盘（双盘）为度。

西药调剂的常用工具有：药匙、乳钵、托盘天平、扭力天平、量杯、漏斗、玻棒、药袋。有条件的还可配置药品自动分装机、单剂量片剂包装机等。

（二）调剂药品的领取与摆放

1. 调剂药品的领取

药品的领取是调剂室一个定期、计划性的工作，调剂所用一切药品均应定时从药库领取。调剂室应设专人定时（每周 1～2 次）对药品柜、橱架内现存的药品进行检查，并根据药品的消耗情况、季节变化、库存量、货位空间，登记所需补充或增领药品的品种和数量，填写药品领用单，并将该单在领取药品的前一天递交药库有关人员备药。对缺项的药品，应根据药库通知及时更改品种或做其他处理。药库将可发药品备好核对后，按规定时间送至领用单位。

（1）领药人员对领取的药品，应按领用单所列品种、数量逐一进行核对，经核对、清点无误后再分类上架陈列或存放备用。数量不符或药品质量不合格者，应及时退回药库处理。

（2）特殊药品（毒、麻、精神药品）应单独编号列单领取，各环节应符合特殊管理药品有关法规要求。

（3）严格执行领药复核制度。药品领取复核完毕，药库发药人员、药房领药人员及复核人员均应在药品领用单所规定的位置签名，以示负责。

2. 调剂药品的摆放

药品在调剂室的摆放又称为药品的陈列。在药品调剂室、药品储藏室中科学合理摆放药品，对提高调剂工作效率，降低差错事故发生有直接影响。摆放药品的方法有多种，可根据调剂室的类型、规模、面积大小等实际情况，选择一种或采用综合分类方法摆放。

（1）摆放药品的分类

①按药品剂型分类摆放：大致分为口服固体剂、小针剂、大输液、口服液体剂、酊粉膏剂、其他外用药剂等。在综合医院中，注射剂、片剂、胶囊剂是品种及数量最多的剂型，应留有足够的空间摆放，并且要设在容易拿取的位置。其他剂型的药品可根据使用情况进行排列。

②按药理作用分类摆放：先根据大类（剂型）摆放，然后各类再按药理作用分类摆放。如按心血管用药、呼吸系统用药、消化系统用药、抗感染用药、神经系统用药等进行排列。

③按使用频率摆放：在按剂型分类和按药理作用分类的基础上，将使用频率高的药品摆放在最容易拿取的位置，可减轻调剂人员的劳动强度，提高工作效率，缩短患者等候时间。这是目前被广泛应用的方法。

④按内服药和外用药分开摆放：摆放外用药品处，要用醒目的标识（红字白底），以提示调配时注意，严防出错。

⑤特殊管理药品摆放：一类精神药品要严格管理，专人专柜，按处方进行统计、登记的办法管理；二类精神药品使用广泛，且用量大，其摆放要有固定位置，并在使用标签颜色上应与普通药品有所区别，以便于管理。麻醉药品必须按“五专”原则管理。

（2）摆放药品的定位

是指将每一种药品应放置的位置固定下来。定位要注意以下三点。

①药品所定的位置要符合药品的分类要求。

②常用药品的位置要尽量定在顺手方便的地方。体积、重量较大的药品应定在较低的位置上。较轻或不常用的药品应定位于较高不方便的地方。

③药品一旦定位后，应贴上醒目的标签，不要随意更改或移位。

(3) 摆放药品的定量

摆放药品定量是指调剂室和调剂药品储藏室内，定位摆放的药品都应规定相对固定的数量。定量的数据应根据以往药品消耗的经验和货位空间而确定。

(4) 摆放药品的定时充添

定时充添是指陈列于调剂室（包括调剂药品储藏室）各定位上的药品，由于调配用药，使品种、数量减少时，由药品管理人员在某一规定的时间给予补充加至原规定数量。充添药品除必须定时外，还要注意以下问题：

①药品规格的一致性：许多药品同一品种剂型但有几种规格，这些药品虽规格不同，但在外观颜色、形状上却非常相似，很容易混淆而导致调配发药差错事故发生，因此，这类药品在补充时，应格外注意将其分开。

②药品外观的一致性：有些药品虽然品种、剂型相同，但由于生产厂家或生产批号的不同而出现外观性状差异。这类药品在补充时，应将其分开，以便发药时分别发放，免除患者的疑问和误解。

③药品充添的有序性：近期的药品摆放在前面（或上面），远期的摆放在后面（或下面），同种不同效期的药品不得混放。

④药品基本包装的完整性：药品上架入位时，往往要拆去外包装或大包装，拆除外包装或大包装时，应注意保护药品的基本包装（如容器、标签、瓶盖等），使药品的最小包装单位保持完好地摆放在规定的位置上。

（三）药品的分装

药品分装是将大包装的药品分装成协定处方规定包装量的过程，是药品准备的过程之一，其目的是为加速药品调配速度。此外，某些药品不一定是协定处方范围，但其原包装不适宜调剂使用，也必须将其分装成适宜装量的小包装，便于发放使用。由于制剂工业的发展，药品包装已趋于小型化（单剂量包装），需要分装的药品品种逐渐减少。

由于药品的生产和包装应符合药品生产质量管理规范要求，药品分装难免药品包装开启和裸露过程，为保证药品质量，对药品分装的注意事项有以下五方面。

1. 分装室的环境

药品分装应有专门的分装间，室内应备有消毒设备及空气层流净化装置，并建立质量卫生操作规程。药品分装完毕，分装容器应清洁、消毒。

2. 分装设备

分装设备（如数控分片机、散剂分包机）要及时清洁和保养，天平和量具要定期校验。

3. 分装容器与包装材料

分装容器与包装材料质量要符合卫生标准，分包装上至少应清楚标明药品名称、规格、数量、分装日期、有效期等。

4. 人员要求

药品分装应由经过专门训练的人员担任，并有药士以上职称的专业技术人员负责。

5. 分装的质量控制

分装前应仔细查对原包装药品的名称、数量、剂型、规格、出厂日期是否与计划分装的药袋相符，核对无误后，方可分装；分装时要检查药品质量及原包装上的有效期，对有疑问的药品，核实无误后方可分装；注意不可将品名相同，而规格、效期不同的药品混装于同一药袋；严禁同时在同一分装间分装不同的药品或不同规格的相同药品；为保证药品质量，一般分装量以 3～7 日的消耗量为宜；严格执行核对制度，分装后的药品应由第二人进行核对签字。

（四）门诊西药房调剂工作

1. 门诊调剂工作程序

合理正确的调剂工作程序是确保调剂快速、准确，保证调剂质量的重要因素。

2. 门诊调剂的工作方式

根据调剂工作量和调剂人员的多少，门诊调剂工作可采用不同的配方方法，以提高配方效率，减少差错事故的发生。一般门诊调剂常采用以下三种方式。

（1）独立配方方式

审方、调配、核对、发药均由一人完成，容易出现差错。这种方式适合于专业人员紧缺或工作环境紧凑的单位，如适用于小型医疗机构或社区卫生服务中心的药房，或大型医疗机构急诊药房夜间值班时。

（2）协作配方方式

整个配方过程由几个人协作完成。一般由 1 人收方和审方，1～2 人配方，另设 1 人核对和发药。这种方法分工具体，工作有序，药品由第二人核对后发出，可减少差错，但需要较多人员。此法适用于大医院门诊药房及候诊患者较多的情况。

（3）综合法

即独立配方与协作配方相结合的方法。每个发药窗口设两人，一人负责收方、审方和核对发药，另一人负责配方。此法吸收了上述两法的优点，配方效率高，差错少，人员占用少，符合调剂工作规范化的要求。普遍适用于各类型医院门诊药房。

3. 门诊处方调剂

（1）收方

从患者（或其家属）手中接受医师的处方。

（2）审查处方

审查处方是保证调剂工作质量的第一关，是确保用药安全有效，防止医疗用药差错事故的有效方法。因此，要求处方审查人员有较高的业务素质和耐心细致的工作态度。处方审查的内容包括六个方面。

①处方各项填写是否完整

调剂人员收方后首先审核处方前记书写是否清楚、正确、完整，有无涂改或其他不符合处方管理规定的情况。处方正文内容（主要是药品名称、剂型、规格、数量、用法和用量）是否完整、规范、正确。

②药品名称、剂型、规格、数量审查

药品名称审查：处方中药品名称应当使用经药品监督管理部门批准并公布的药品通用名称，不能使用商品名（因一药多名易造成重复用药）。同时还要审查处方用药与临床诊断是否相符。特别要注意老人、儿童、妊娠期、哺乳期、肝肾功能不全者的用药是否有禁忌。

药品剂型的审查：在上市的药品中，大多数药品有多种剂型，如硝苯地平普通片剂每片 10mg、控释片每片 20mg、胶囊剂每粒 5mg、喷雾剂每瓶 100mg。同一药物的不同剂型，可能药物含量不同，用法也不同，对药物的吸收和疗效会产生很大的影响。因此，《处方管理办法》规定，医疗机构购进同一通用名称药品的品种，注射剂型和口服剂型各不得超过 2 种。

药品规格的审查：同一药品可能会有几种规格，如阿司匹林有 25mg、40mg、100mg 和 300mg 四种规格的肠溶衣片。前三种用于防治血栓形成，最后一种用于解热镇痛抗炎。因此，要注意审查医师处方书写的药品规格和药房现有的药品规格是否一致。如出现不一致的情况，须及时纠正，以免造成剂量的计算和使用差错。

药品数量的审查：主要是审查药品数量是否超过处方限量要求。普通处方一般不得超过 7 日用量，急诊处方不得超过 3 日用量，特殊管理药品按国家有关规定执行。

③药品剂量的审查

剂量审查是将药品使用剂量控制在安全范围内，防止剂量过小不能达到治疗目的，或剂量过大造成毒性反应。老年人和儿童的组织器官及其功能与成人不同，使用药品的剂量要进行适当调整。小儿剂量要计算（按体重、体表面积、年龄、老幼剂量折算表），而老人的剂量为 3/4 成人量。剂量审查方法是：应依据病情，成人按药品说明书或《中华人民共和国药典临床用药须知》等规定的常用量进行治疗，不得超剂量。特殊情况下，因治疗需要，必须超过剂量时，经处方医师重新签名并注明修改日期后方可调配。

同时，对肝、肾功能不全的患者，也应根据其损害的程度酌情减少剂量。

④药品用法的审查

药品用法审查包括给药途径、用药次数、给药时间的审查。正确的给药途径是保证药品发挥治疗作用的关键之一，因为有些药品给药途径不同，不仅影响药物作用出现的快慢和强弱，还可以改变药物作用性质。如硫酸镁溶液，口服给药时可产生导泻作用，注射给药时可产生降血压和抗惊厥的作用，外用还可以消肿止痛。因此，调剂人员应熟悉各种药品常用的给药途径，以便根据药物作用性质和病情需要正确调剂。同时还要审查剂型与给药途径是否相符。

⑤药物配伍禁忌的审查

药物配伍变化有体外和体内两种。体外配伍变化是指药物使用前由于调剂混合发生的物理或化学变化，如固体药物产生潮解、液化和结块等现象，液体药物出现变色、浑浊、沉淀、降解失效等变化，乳剂、混悬剂等非均相液体药剂发生分散状态的改变等。体内配伍变化是指药物配伍使用后在体内药理作用的变化，引起了药效协同或拮抗、减弱，或者使毒副作用增强。凡是药物配伍后使药效减弱，或者使毒副作用增强的配伍称为配伍禁忌。如乳酶生不宜和抗生素合用，氢氧化铝不宜和四环素合用。审查方法是：应根据药物的化学结构、性状、作用机制及药物使用的注意事项分析配伍使用的药物之间是否存在配伍禁忌。凡审查出有配伍禁忌的处方，应按有关规定进行处理。

⑥医师签字的审查

处方后记中医师签字项下，必须有开写处方医师的亲笔签名或印章，其签字或印章应与药剂科留样签字相一致。医师利用计算机开具、传递普通处方时，应当同时打印出纸质处方，打印的纸质处方经签名或者加盖签章后有效。

如果经处方审查后，判定处方不合格时，应拒绝调剂，并填写疑问处方联系单，将联系单反馈给处方医师，请其确认或重新开具处方，但不得擅自更改或者配发代用药品。

（3）处方的划价

医师处方经收方审查后，按处方所列药品的名称、规格和数目，计算所用药品价格标明在处方上，患者交费后调剂人员予以调配。目前，多采用计算机计价，由于计算机收费系统在药品调剂工作中的应用，电脑计价已基本取代了人工划价。

（4）处方的调配

经审查合格的处方应及时调配，为确保配方准确无误。

应注意做到九点。①严格遵守操作规程，必须做到“四查十对”。准确数取或称取药品，严禁用手直接取药或不经称量估计取药。②配方前要仔细检查核对装药瓶签上的药品名称、规格、用法用量。③要有秩序地进行调配，急诊处方要随到随配，其余处方按先后次序进行调配。装药瓶等用后要及时放回原处，防止忙中出差错。④发出的药品应正确书写药袋或粘贴标签，注明患者姓名和药品名称、用法用量及用药注意事项。⑤药品配齐后，与处方逐条核对药名、剂型、规格、数量和用法。⑥调配好一张处方的所有药品后再调配下一张处方，以免发生差错。⑦对处方所列药品，如系暂缺药品，应与医师联系，由医师决定取舍，调剂人员不得擅自更改。对于不规范处方或不能判定其合法性的处方，不得调剂。⑧核对后配方人签名。⑨调剂麻醉药品、精神药品及医疗用毒性药品时应按照相应法规进行调配使用。麻醉药品注射剂仅限于医疗机构内使用，护士注射后应派专人收回空安瓿。患者使用第一类精神药品注射剂，再次调配时，应当要求患者将原批号的空安瓿交回并记录数量。收回的麻醉药品、第一类精神药品注射剂空安瓿由专人负责计数监督销毁，并做记录。

（5）核对检查

处方药品调配完成后应进行核对，核对是保证配方质量、确保用药安全的重要步骤，必须由药师以上药学专业技术职务资格的人员负责复核。核对时应仔细核对所取药品与处方药品的名称、规格、用法用量、数量及患者姓名是否一致，用药注意事项是否书写完整。并应逐一检查药品外观质量是否合格（包括形状、颜色、澄明度等）。经核对所配处方正确无误后，核对人员签字。

（6）发药

发药是调配工作的最后一个环节，要使差错不出门，必须把好这一关。发药时应主动热情、态度和蔼，并且应注意做好以下工作：

认真核对患者姓名与处方姓名是否一致，防止差错事故发生。窗口发药时应先呼唤患者姓名，得到回应后，核对确认，才能将药品逐一发给患者或家属。同时，交代每一种药物的用法、用量以及有关药品应用注意事项，对于特定的用法与用量以及特殊的使用方法等应详细说明，直至取药者完全理解。如发放外用药剂应说明用药部位及方法，且强调“不得内服”。混悬剂、乳剂发放时要交代“用时摇匀”。抗组织胺药、镇静药和催眠药服用期间要嘱咐不得驾驶车辆等。服药后可引起大小便颜色改变的也应向患者交代。

有的滴眼液（如利福平、白内停）将药片与溶剂均装在同一个包装内，临用前须将其配成溶液才能使用，否则患者可能会将此药片口服，仅用其溶剂滴眼，因此要将溶解方法交代清楚。还有的药瓶中装有干燥剂，不详细交代有时也可能被患者误服。

由于有些食品对药物产生不良影响。因此，发放药品时，应根据药物的特性，告知患者用药时应控制哪些饮食摄入，以提高药物的疗效。此外，发药时还应注意尊重患者的隐私。对患者的询问要耐心解答，做好门诊用药咨询服务工作。近年来，提倡大窗口敞开式柜台发药，这样药师与患者可以面对面沟通，有效地为患者提供药学信息服务和完成用药咨询，为今后开展药学保健创造条件。

（五）住院药房调剂工作

1. 住院调剂工作程序

一般住院患者的用药有医嘱取药和医师处方取药两种形式。医嘱取药是先将医嘱换抄成住院患者的专用处方后，再行取药；医师处方主要用于贵重药品、麻醉药品、精神药品、医疗用毒性药品和出院带药的调配发药。住院调剂由于选用的作业方式不同，其调剂程序与门诊调剂也有一定的差异。

住院调剂工作与门诊调剂工作不同，它只把住院患者所需的药品定期发至病区。供药的方式有多种，各家医院的做法不一，但主要的方式有三种。

（1）病区小药柜制

按各病区的特点及床位数，在病区内设小药柜。储备一定数量的常用药品及少量急救药品，由护士按医嘱发给患者使用。当小药柜中药品消耗减少时，护士按处方消耗填写请领单，向住院调剂室领取补充药品，经核对后由护士领回。此配方方式的优点是便于患者及时使用药品，减轻护士和调剂人员的工作量，药师也可以有计划地安排发药时间。但其缺点是药师不能及时纠正患者用药过程中出现的差错。此外，由于没有专业人员对病区保存的药品进行管理，容易造成药品变质、过期失效。同时，由于领药护士不固定而经常会出现重复领药，容易造成药品积压、浪费。另外，如果管理不到位容易出现药品流失或患者使用后漏费，造成医院经济损失。

（2）中心摆药制

病区药品管理，可分别设立住院药房和中心摆药室两个部门或在住院药房内设立摆药室。由病区医生开出具体医嘱，各临床科室的电脑操作员（或护士）每天将医嘱直接输入电脑，医嘱包括患者的姓名、性别、年龄、科别、床位号、病历号、药名、规格、剂量、用药次数等信息，核对无误后传递信息（电脑确认）。中心摆药室电脑系统可显示该科的医嘱，经药师审查药物的配伍、相互作用、剂量后，打印用药清单（即药疗单）。目前，多数医院摆药的品种仅限于口服固体药、小针剂、大输液，为一天用量。一般口服固体药按患者个人实行单剂量摆药（即：中心摆药室摆药人员将患者一天服药量分次摆入服药杯中），注射剂按科室统计的总数摆药，特殊药品、贵重药品及出院带药凭医师开具的处方调配，外用药由护士用请领单领取。摆药完成，药师核对无误后由病区护士领回，打印的药疗单临床科室和中心摆药室应各留一份备查，一般摆药由药剂人员摆药及核对药，或护士摆药、药剂人员核对药。

此种方式的优点为药品由药师集中保管，可避免药品变质、过期失效、积压、浪费。摆药经多重核对，可避免差错事故的发生。缺点是摆好的药放在投药杯中，运送不方便，且运送中容易污染。

（3）凭处方发药

医师为住院患者开具处方，由护士或患者（或家属）凭处方到住院调剂室取药，调剂人员按方发药。这种发药方式的优点是药师可直接了解患者的用药情况，便于及时纠正用药差错，保证患者用药安全、有效、合理。但其缺点是药师和医师的工作量较大，所以，仅适用于患者出院带药和麻醉药品、精神药品、贵重药品的用药。

上述三种住院调剂的配方发药方式，任何一种都有其优点，但也有其不足之处。因此，医院可以针对具体情况，采用多种发药方式相结合，取长补短。

二、中药调剂工作

中药调剂是以中医药理论为基础，根据医师处方、配方程序和原则，及时、准确地将中药饮片或中成药调配给患者使用的过程，它是一项负有法律责任的专业操作技术。

（一）中药调剂室的设施与设备

完备的设施、齐全的设备是保证调剂质量、提高工作效率、减轻劳动强度的有力保障。

1. 中药调剂室的设施与设备

（1）中药饮片柜

主要用于装饮片，其规格视调剂室面积大小和业务量而定。饮片柜抽屉内通常分为数格，所以称为“格斗”，便于存放不同的饮片，且存放位置按中医处方习惯编排，形成固定的“斗谱”。

（2）中药贮药瓶、罐

由不同材料（如玻璃、搪瓷、不锈钢）做成的密闭容器，用于贮存易吸潮、风化、虫蛀、霉变、含挥发油等药材（如芒硝、薄荷、熟地）。

（3）药柜

用于摆放中成药。

（4）调剂台

一般调剂台高约100cm，宽约55cm，长度可按调剂室大小而定。

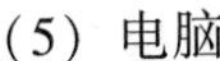

（5）电脑

与医院其他部门联网，及时传送信息。

2. 中药调剂的用具

（1）戥秤

戥秤是一种不等臂杠杆秤，为传统沿用下来的称量工具，由戥杆、戥砣、戥纽、戥盘组成。根据称量值不同，有克戥和毫克戥之分。戥杆上有2个戥纽，分“里纽”和“外纽”，里纽用于称较轻的药物；外纽用于称较重的药物，杆上还有刻度表示分量，戥杆上有两排刻度，称“戥星”，分别表示不同戥纽时的药物重量，左手提里纽时最右边的一颗星为“定盘星”。

（2）天平

不同称量范围的天平，主要用于毒性中药、贵重药品的调配。

（3）铁碾

又称铁船、推槽、脚蹬碾等，全部用铁制成。用于临时捣碎中药饮片。

（4）冲筒

冲筒由筒体、杵棒组成（有的冲筒还加有筒盖），多为铜质。用于临时捣碎中药饮片。

（5）台秤

用于称量较重、体积大的饮片，多采用电子台秤。

（6）包装纸（袋）

医院中药房多数用包装袋，并在袋上标注患者姓名、用法用量、煎煮方法。

（7）药匙

称取粉末状药物用。

（8）药刷

是清洁用具，用来刷药斗、药柜和冲钵。

（二）中药饮片的领取与摆放

1. 中药饮片的领取

中药饮片的领取是指根据调剂药品的消耗量，及时补充药斗中饮片存储量的工作。具体步骤包括：查斗→领药→装斗等。

（1）查斗

调剂室必须有一定量常备药品储存，既要保证药品供应，又要避免积压造成药品变质。所以，中药调剂室内设专人查看药斗中饮片与标签是否相符，有无短缺品种，日消耗量有多少，饮片有无生虫、发霉变质，有无混斗等情况，以确定领取饮片的品种和数量，并及时清除变质药品和杂质。

(2) 领药

根据查斗的结果填写药品请领单，领药程序和注意事项与西药领取相同。

(3) 装斗

指将饮片添加到规定药斗中的操作。装斗时要核对品种、药名。应先取出药斗中剩余的饮片，清洁药斗，将补充的饮片放入后，再将旧饮片放于上面。一般装入药斗容积的4/5；种子药因粒圆、细小易流动，多装至药斗容积的3/5处。装斗时不可按压饮片，以免使其碎乱，影响外观和使用。有毒药材、贵重药材设专柜，必要时密封以防走味（挥发）或串味（吸附）。

2. 中药调剂室饮片的摆放

中药调剂使用的中药柜习称饮片斗架，一般斗架高约2米，宽约1.3米，厚约0.6米，装药斗59～67个，排列成横七竖八状，在架最下层可设大斗。每个药斗中又可分为2～3格。一个斗架装150～170种药材。中药饮片的摆放（排列）亦称斗谱的编排。编排时要考虑到方便调剂，减轻劳动强度，避免发生差错事故，亦有利于饮片的管理；斗谱的编排有以下几种方法：

(1) 按饮片性能分类编排

根据饮片性能分类的方法，同一类饮片编排在一起。如将补气药、补血药、养阴药、清热药编排在中心，辛温热药编排于一侧，辛凉解表之寒凉药编排于另一侧，这几类药构成了相互联系的有规律的斗谱。

(2) 按药用部位编排

将药物按其入药部位分为根、茎、叶、花、果实、种子、动物、矿物等若干类，每一类按一定顺序装入药斗内，质轻的茎、叶、花且用量较少的饮片如月季花、白梅花、佛手花、玫瑰花、厚朴花、络石藤、青风藤与海风藤等应排在上层药斗中；质轻体积大且用量大的饮片如灯芯草、通草、茵陈、金钱草、薄荷、桑叶等应排在斗架最下层的大药斗内；质重的如磁石、牡蛎、石决明等矿石、贝壳类排在下层药斗中。

(3) 按常用方剂编排

为了方便调剂，将临床常用的方剂或传统方剂组成的药物，如“麻黄汤”之麻黄、桂枝、杏仁、甘草等，“四君子汤”之人参、白术、茯苓、甘草等编排在相邻的药斗中。

(4) 按使用频率编排

根据临床使用情况，将饮片分为常用的、较常用的和不常用的，并结合药物性味、功

 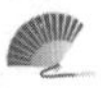

效等分成几类。常用饮片如当归、白芍、川芎、黄芪、党参、甘草、麦冬、天冬、金银花、连翘、板蓝根等，应排在药斗的中上层，便于调剂时称取。较常用的饮片编排在常用饮片的上、下层。

（三）中药处方的特点

中药处方和西药处方有许多不同的特点，主要表现在以下三个方面。

1. 组方原则

中药处方是在中医理论辨证论治的基础上，根据药物的性能和相互关系配伍而成。中药处方一般是按“君臣佐使”组方原则组成，所以，一张中药处方多有几种至几十种药物，单味药方少见。

2. 并开药物

并开是指医师书写处方时为求其简略，常将两味药合在一起开写，如二冬（天冬、麦冬）、乳没药（乳香、没药）、生熟地（生地、熟地）等。如果在并开药物的右上方注有“各”字，表示每味药均按处方量称取。例如，青陈皮各6g，即青皮、陈皮各6g。如果在并写药品后未注有“各”字，或注有“合”字，则表示每味药称取处方量的半量。例如，乳没药6g或乳没药合6g，即乳香、没药各称取3g。

3. 处方脚注

脚注是医师在处方药名右上方提出的简单嘱咐。脚注的内容有：对煎服的要求，如先煎、后下、烊化、包煎、另煎、冲服等，配方时这些药物要单独另包。脚注的内容还有加工方法的说明，如打碎（杏仁、桃仁、贝母）、去心（莲心、银杏）、去节（麻黄）、去刺（刺蒺藜）、去头足（蜈蚣）、去毛（枇杷叶）、去核（乌梅）等。

（四）中药处方调剂

中药调剂是中药调剂室面向临床患者的第一线工作，中药调剂人员需要有中药专业知识，还要有中医基础理论知识。中药处方调剂流程一般包括：审方→计价→调配→复核→发药→用药指导等。

1. 审查处方

中药处方格式、内容与西药处方大致相同，但中药处方正文内容一般较多，内容更加复杂。有时因各医师用药习惯不同，用药剂量亦有差别，调剂人员要靠掌握的中药知识和经验去判断正确与否，故处方审查工作，应由中医药理论和实践较丰富的中药师担任。

药师应按规定进行处方审核，处方审查的内容有：①查看患者姓名、性别、年龄、处方日期、医生签名等填写是否完整正确，项目不全则不予调配；②审查处方药名、剂量、剂数、先煎、后下等书写是否规范，如有疑问应立即与处方医师联系，更改之处需要医师再次签名并注明日期；③处方中有无配伍禁忌和妊娠禁忌，如发现有相反、相畏的药物时不予调配，确属病情需要时，经医师再次签名后方可调配；④用量是否正确，尤其注意儿童及老年人的剂量，如因病情需要超过常用量时，医师应注明原因并重签名后方可调配；⑤有无缺药，若有，则请处方医生更换他药。

2. 划价

药品划价是按处方的药味逐一计算得出每剂的总金额，填写在药价处。划价应注意以下几点：①经审方合格后才能划价；②计价方法是将每味药的剂量乘以单价得出每味药的价格，再将处方中每味药的价格相加，得出每剂药价，最后将每剂药的价格乘以剂数，得出每张汤剂处方的总价；③代煎药可以加收煎药费；④计价完毕，药价填入处方规定的栏目后，审方计价人员必须签字，以示负责。

3. 调配处方

调配前再次审查相反、相畏、毒性药剂量等，确定无误后即可进行配药。中药饮片处方调配的一般程序包括：复审处方→对戥→称取药品→分剂等。调配中药饮片处方操作要求及注意事项：①根据药品不同体积重量选用合适的戥秤，一般用克戥，称取贵重或毒性药时，克以下要用毫克戥；②调配时，应按处方先后顺序（即：横写的处方从左上角开始，向右逐味、逐行调配；竖写的处方从右上角开始，向下逐味、逐列调配）逐一称取每一味药；③一方多剂时，可一次称出多剂单味药的总量（即称取克数=单味药剂量×剂数）再按剂数分开，称为“分剂量”。分剂量时要每倒一次，称量一次，即“等量递减，逐剂复戥”，不可估量分剂；④坚硬或大块的矿石、果实、种子、动物骨及胶类药，调配时应捣碎方可入药；⑤不得将变质、发霉、虫蛀等药品调配入药；⑥先煎、后下、包煎、烊化、另煎、冲服等特殊煎煮方法的药品必须另包并注明；⑦配方完毕，配方者自查无误后，根据处方内容填写中药包装袋，并在处方签字，交核对发药人员核对。

4. 核对处方

核对处方是减少配方差错的重要一环，核对的内容有：①复核药品与处方所开药味和剂数是否相符，有无多配、漏配、错配等现象；②有无配伍禁忌和妊娠禁忌，是否超剂量等；③饮片有无霉变、虫蛀等现象；④是否将先煎、后下、包煎、样化、另煎、冲服等特殊要求药品另包及注明；⑤抽查剂量准确程度，要求每剂药的重量差异不超过±5%，贵重药和毒性药不超过±1%；⑥核对无误后签字，然后在药袋上写明患者姓名，需要特殊处理的药品，在药袋上要写明处理方法，然后按剂装袋，装好后整理整齐，装订后发药。

5. 发药与用药指导

发药是调剂工作中的最后一个环节。将调配好的药剂包扎好或装入专用袋，发药人员再次核对姓名、剂数后发给患者，并对患者说明煎法、服法、饮食禁忌等，以保证患者用药安全有效。发药时应注意：①核对患者姓名；②详细说明用法、用量及用药疗程，对特殊煎煮方法如先煎、后下、另煎、包煎等须向患者特别说明；③耐心向患者解释有关用药的各种疑问。

三、门诊、急诊、住院调剂工作的特点

（一）门诊、急诊调剂工作的特点

门诊、急诊调剂工作具有以下六个方面的特点。

1. 随机性

门诊药房直接服务于院外患者，工作任务随到院患者的数量、病种等情况的变化而不断发生变化。患者来源的随机性导致了门诊调剂工作的随机性。

2. 规律性

虽然门诊调剂工作呈现一定的随机性，但在每个地区和不同的季节，疾病的发生仍有一定的规律。门诊调剂工作人员应根据所在医院规模大小、所处的地理位置、患者的固定流量等因素，经过准确的调查研究，制订合理的用药计划。

3. 紧急性

一般医院的急诊调剂室往往隶属于门诊调剂室，也有单独设置的。因急诊患者起病急、病情严重，所以，急诊调剂具有紧急性，调剂人员应及时备好急救药品。

4. 终端性

患者经诊断后，采用药物治疗是诊疗过程的最后一个环节，往往也是患者在医院接受医疗服务的最后部门，具有终端性。由于患者对药品不了解，其工作质量往往缺少外部监督机制，发现调配差错时往往对患者已造成较大危害，所以，门诊调剂应有严格而完整的规章制度，调剂过程严格遵守操作规程，严防差错事故。

5. 社会性

门诊调剂室直接面对来自社会各个阶层的患者，患者文化素养、经济状况、性别、年龄、疾病类型各不相同。所以，药师不仅需要有扎实的专业知识，更需要有良好的心理素质和交流技巧来面对不同的服务对象。

6. 咨询服务性

现代药事管理模式要求“以患者为中心”提供药学服务，药品调剂工作逐渐从药品供应服务型向安全合理用药的技术服务型转变，咨询服务在调剂工作中占有越来越重要的地位。

（二）住院调剂工作的特点

住院调剂工作由于服务对象主要为住院患者，流动性小、相对稳定，其工作的特点主要体现在：

1. 药品管理任务重

由于住院患者病情重、病程长、病情复杂，因此，用药要求复杂，药品品种要求齐全，供应量要充足。

2. 配方发药方式不同于门诊调剂

住院调剂的调剂方式除少数凭处方发药外，一般不直接面对患者，可以按医嘱实行中心摆药制或凭病区请领单、处方发药。

3. 业务技术知识面宽

住院调剂室是服务于临床科室和住院患者，既是药品供应管理的业务部门，又是开展临床药学研究、实行药品监督的职能部门，技术性和咨询服务性要求高。因此，要求药学人员专业知识全面、交流能力强。

4. 工作负荷差异较大

受医师查房、下医嘱等的影响，住院调剂室为临床服务的时间相对集中，工作强度大。因此，住院调剂室应根据实际情况合理安排人员，服务高峰时间最大限度地保证人员在岗，减少护士、患者的候药时间。非高峰时间可适当减少人员，避免人员闲置。

参考文献

[1] 牟杰，郭栋. 药物化学实验指导（案例版）[M]，北京：化学工业出版社，2022.

[2] 路岩，王良君. 全科医学概论 [M]. 北京：科学出版社，2022.

[3] 时慧. 药学理论与药物临床应用 [M]. 北京：中国纺织出版社，2021.

[4] 陈金宝，刘强，房月. 生物技术制药 [M]. 上海：上海科学技术出版社，2021.

[5] 冯彬彬，贾彦敏. 中药药理 [M]. 北京：中国医药科学技术出版社，2021.

[6] 蒋萌，邹冲. 药物Ⅰ期临床试验质量管理实践 [M]. 北京：人民卫生出版社，2021.

[7] 葛卫红. 临床药师工作手册：疼痛管理 [M]. 北京：人民卫生出版社，2021.

[8] 汤静. 妇产科临床药师抗感染病例会诊精萃 [M]. 北京：人民卫生出版社，2021.

[9] 丛晓娟，杨俊玲，韩本高. 实用药物学基础 [M]. 石家庄：河北科学技术出版社，2021.

[10] 张慧灵. 药理学 [M]. 北京：科学出版社，2021.

[11] 徐峰. 临床药学实践指导 [M]. 北京：科学出版社，2020.

[12] 孟祥云. 新编临床药学理论与实践 [M]. 北京：科学技术文献出版社，2020.

[13] 苑兆乐. 临床药学理论与实践应用 [M]. 长春：吉林科学技术出版社，2020.

[14] 袁颖，都广礼. 方药学 [M]. 上海：上海科学技术出版社，2020.

[15] 刘秀梅. 实用药物基础与实践 [M]. 沈阳：沈阳出版社，2020.

[16] 杜光. 肿瘤药物治疗的药学监护 [M]. 北京：人民卫生出版社，2020.

[17] 杨新爱. 实用临床中药学 [M]. 天津：天津科学技术出版社，2020.

[18] 余亮. 临床药学治疗精要 [M]，北京：科学技术文献出版社，2020. 04.

[19] 田洪章. 现代药学临床应用 [M]. 哈尔滨：黑龙江科学技术出版社，2020.

[20] 李洪霞. 实用药学理论与实践 [M]. 西安：世界图书出版西安有限公司，2020.

[21] 韩淑兰. 临床药学实践 [M]. 汕头：汕头大学出版社，2019.

[22] 李焕德. 临床药学 [M]. 北京：中国医药科技出版社，2019.

[23] 蔡定芳. 中国医药学教程 [M]. 上海：复旦大学出版社，2019.

[24] 杨长青，许杜鹃，康东周，等. 医院药学 [M]. 北京：中国医药科技出版社，2019.

[25] 周林光. 临床药物应用实践 [M]. 开封：河南大学出版社，2019.

[26] 于喜昌，程明. 新编实用中医中药学 [M]. 长春：吉林科学技术出版社，2019.